JN327891

上田諭──［著］
Ueda Satoshi

日本評論社

治さなくてよい認知症

治さなくてよい認知症

序章　認知症治療とは何を「治す」のか

専門医は誰のほうを向いて仕事しているか

認知症専門医はいま、誰のほうを向いて仕事をしているのか。当たり前のことのようであるが、これは認知症臨床の根幹にかかわる非常に重要な問いである。もちろん、認知症の人自身にこそ向かい合って治療にあたるべきはずである。

しかし実態はどうだろうか。認知症の人で、自ら治療を望んで本人の意思で受診する人は非常に少ない。たいていは家族に促され、連れてこられるのである。そういう認知症の人の気持ちを、認知症を診る医師は何よりもまず考えているだろうか。家族の気持ちに向かって仕事をしていないだろうか。なかには、抵抗しながらいやいや来院している人もいる。その人たちの気持ちを慰めることもせず、いきなり日付や記憶に関する簡単すぎる質問などをしていないだろうか。そんなことをしたら、認知症の人はますます治療などしたくないという気持ちになってしまう。そのことを理解しているだろうか。受診を納得できず、困惑したまま初めて診察室に入ってくる認知症の人。その人より先に、家族の訴えを聞いてばかりいて、認知症の人の表情や態度を見逃していないだろうか。

　これらは、誰のほうを向いて認知症治療をしているかをただす問いである。自信をもって「私は認知症の人本人に向き合って診療している」と答えられる認知症専門医は決して多くないという現実がある。

　私は長年、高齢者の専門医として外来と入院の診療に携わってきた。今も大学病院の精神神経科「高齢者こころ外来」で認知症を含め、高齢者の精神疾患の治療に日々取り組んでいる。これまで診てきた認知症の人は約五〇〇〇人、そのうちアルツハイマー病が八割を占める。その経験のなかで、認知症の人の治療はどうあるべきか、どうすればいいのか、いつも悩んできた。思い至ったことの一つが、もっと認知症の人本人にこそ注目し、向き合わなければいけないという反省と認識であった。

　忘れてはいけない大事なことは、認知症の人は基本的に困っていない、ということである。なかには、自ら病的な物忘れに気づいて悩んだり、そのために周囲に迷惑をかけて申し訳ないと自責的になったりしている認知症の人もいるが、それはきわめて少数派である。多少の物忘れをしても、日常生活や家事などの段取りが悪くなり、あるいは一部できなくなっても、認知症の人自身は、それはそれとしてなんとかやっていることが多い。とくに認知症が気づかれたばかりの初期のころは、多少は周囲の手を煩わすことがあるが、さほど大きな問題になることはない。これは病識（病的な症状があることの認識）のことをいっているのではない。認知症は物忘れなどに病識がないといわれてきたが、初期から中期には一定の病識をもっている人がほとんどである。

認知症の人本人が困っているとしたら、周囲がそれを「ボケが始まった」「認知症ではないか」とことさら問題視して指摘したり、「治そう」という考えから修正しようとして何度も注意したり、ときには感情的に叱責したり、とふだんと違う言動をとってくることに困っているだけである。自身の不調や問題点に困っているよりも、周囲からいろいろ非難されることにもっと悩み、困っているのである。そこには多かれ少なかれ、反発の思いも含まれている。自分では少し物忘れをするくらいだと思っているのに、以前と違う「問題のある人」のように扱われたら、誰だって反発したくもなる。困ることなど何もなかった人を困っている人にしているのは、実は周囲の見方や対応が中心なのである。

ただ、家族は最初、どんな人でも本人の変化に驚き、慌てて、問題視する。それはむしろ当然で致し方ないことである。大事なことは、本人の心情を考え、そういう対応を少しでも早くやめることである。いつまでも同じように認知症を問題視する対応をしていたら、知らず知らずのうちに本人との関係がどんどん悪くなっていく。さらには、無理やり受診させられた本人を前に、認知症専門医が、「困った言動が多くてどうにかならないか」などという家族の訴えばかりに耳を傾けていたら、その溝は決定的なものになる。困っていなかった人を困った人にすることに、認知症専門医が手を貸してどうするのだ。困っていない人を、ありのまま受け入れることを指導してこそ、認知症の人自身のほうを向いて仕事している専門医というものであろう。

認知症の人の表情が消える瞬間

私たち認知症専門医は、まず認知症の人の顔や表情や態度をきちんと見て、認知症の人の思いを知らないといけない。認知症の人が初めて受診をするとき、ほとんどの人には不安そうで緊張した表情がみえる。なかにはあっけらかんと笑顔の明るい人もいるが、表情のどこかに不安が潜んでいる。それは、他の診療科を受診する人たちのような「自分の病気」に対する不安や緊張ではない。自分は病気ではないのに、何を言われるのか、何をされるのか、という不安と緊張である。

ふつう人は、自分は病気のようだ、どの程度の病気なのか、自分の不調の裏には何か重大な病気が隠れているのではないかという不安と心配を抱えて、病院を受診する。程度の差はあれ病気があることは前提で、それを自覚したうえでの行動である（精神科を受診する人のうち「統合失調症圏」の人の中には、ときに自分が病気であることの認識がまったくない患者さんもいるが、それは精神科でも多くはない。またそういう人でも、どこかに多少の心身の不調を感じて受診する人が多い）。

認知症の人はその点がまったく異なる。自分が不調だから受診したのではない。家族ら周囲に言われて、「なんとなく」あるいは「しぶしぶ」または「仕方なく」受診しているのである。そこには、「（これから世話になるかもしれない）息子や娘がそこまで言うなら」「長年連れ添った夫（あるいは妻）が熱心に勧めるのでむげに断れず」という配慮もあるだろう。さらには、すでに嫁や娘に食事や家事などを任せていれば、「いつも世話になっているのだから、言うことを聞こう（勧めに従おう）」という遠慮の気持ちもあるかもしれない。

診察で、その認知症の人の表情が消える瞬間がある。曇るとか悲しげになるというのではない。凍りつくでもない、まさに消えるように見える。それは、一緒に受診にきた家族や介護者が、本人についての不満や問題点を医師に話すときである。本人の心情を考えて遠慮がちに話す人もいれば、本人などいないかのように露骨に悪口や不平を言い募る人もいる（後述するように、これは制止する必要がある）。その瞬間、多くの場合、本人の顔から表情というものがなくなるのだ。その場にいないかのような、聞こえているのに聞こえていないかのような、表情の消えた、ふだんの生活では見られない得も言われぬ顔に感じられるのである。何回か受診すると、同じことを言われて反論したり怒ったりする人も出てくるが、初回の診察時にはそういうことはほとんどない。

そのとき、認知症の人は何を思い、考えているのだろうか。聞こえていないわけではない。もちろん反論や言いたいこともある。でも、私も少しは物忘れするようになっているし、私のことを心配して言ってくれているのだろう、という気兼ねと遠慮。初対面の先生の前で、家族と仲が悪いかのように思われたくない、口論や喧嘩はしたない、恥ずかしいことだという思いもあるに違いない。それが、その場に存在しないかのような、表情の消えた顔として現れるのではないだろうか。これはとても悲しいことである。そして、そんな気持ちを誰にもわかってもらえないとしたら、さらに悲しく切ないことである。家族はときに、この無反応で無表情な態度を、「（難聴で）聞こえてないから」とか「話していることが認知症で理解できないから」と受け取っていることがある。言うまでもなく、それはとんでもない誤った見方である。

認知症の人のこういった表情に出会うたび、認知症の人の心と思いを自分は汲みとっているか、と自問を迫られる。このことに診療科や職種は関係がない。心を診ることが専門であるはずの精神科医はもちろんのこと、神経内科医も一般内科医も脳神経外科医も、またケアマネージャー（介護支援専門員）もヘルパー（介護福祉士やホームヘルパー）も保健師も精神保健福祉士も臨床心理スタッフも、すべて同じである。認知症の専門医や認知症にかかわる専門職は、認知症の人自身をこそ尊重すべきであること、本人に向き合って仕事をすべきであることを決して忘れないようにしたい。

認知症を考える二つの視点

認知症の治療というとき、何を「治す」のであろうか。そもそも認知症とはどういうものだととらえればいいのだろうか。

その問いに対して二つの視点がある。一つは生物学的視点であり、もう一つは症候学的視点、あるいは心理学的視点、生活的視点である。治療にはこの二つの視点両方が必要だと私は考える。ところが現状では、生物学的視点ばかりが優勢になり、症候学的視点は忘れられたまま治療が行われていることが多い。この症候学的視点を改めて認識し、見直さなくてはいけない。

生物学的視点は「認知症とは、脳神経機能の低下とそれによって派生する認知症の行動心理症状（behavioral and psychological symptoms of dementia：ＢＰＳＤ）である」と考える見方である。治療についても、薬物療法はもちろん非薬物療法というときでも、ほとんどがこの認識のもとに考えられている。非薬物療法のうち、従来の枠組みにある認知リハビリテーション、作業療法、運動療法、食事療法など多くのものは、その目標として薬物療法に代わる方法で脳神経機能を改善・維持することを掲げる試みである（これらの療法の中では、人とのかかわりや本人への激励や称賛などを伴うものもあるが、それらが生む変化は二次的なものと考えられ、治療の転帰評価には通常含まれていない）。

これに対して、症候学的視点とは「認知症は自己肯定感（自尊心）が傷つき、これまでの対人関係（社会的関係）が壊れる病であり、関係性悪化を背景とした精神的反応としてＢＰＳＤが生まれる」という見方である。この視点からみると、前述の生物学的視点は、認知症を「克服すべき課題」「矯正すべき障害」ととらえていることが大きな問題と映る。

症候学的視点の基礎には、認知症は「超高齢社会においては当然なる（生じる）べきもの」であって、「矯正すべきもの」ではなく「肯定と承認を与えるもの」であるべきという見方がある。社会が認知症の人本人を肯定し（むしろ歓迎し）、周囲はその現状をまず受容して対応すべきと考えるのである。介護もまた、避けたい労苦のみではなく、誰もが経験する有意義な体験ととらえられるようにしたいのである。

この視点による治療では、脳機能を維持向上させることを第一には考えない。第一義的に重要なのは、本人がいかに自己肯定感（自尊心）を回復・維持し、周囲の人々に認められ（あるいは役割を求められ）つつ、人生と生活を意義深く、または生きがいをもって送ることができるか、である。その追求が二次的に脳機能（認知機能）を高める可能性はあるが、そのことをことさら重視することはしない（エビデンスを求めない）。脳機能の低下は避けられないものとして考え、残った脳機能によってよりよい「生」を生きられることを主眼とする。そう考えると、現在の認知症臨床は、「治そうとするばかりの姿勢」「本人の心情を軽視する傾向」「ＢＰＳＤを脳機能障害としてみる傾向」が大きな問題点なのである。

本書では、以上の見方を基本として、認知症の臨床に求められること、診療の望ましいあり方、現状の問題点などを論じたい。

ご家族や介護者の立場で本書を読まれる方は、巻末の「ご家族へのメッセージ」をまず読んでから次章に進んでいただきたいと思う。私の本意を誤解されることのないようにしたいからである。

なお、本書で「認知症」という場合、原則として高齢のアルツハイマー型認知症（アルツハイマー病）の軽度から中等度を指すものとする。「治る認知症状態（treatable dementia)」はもちろんのこと、重症例や若年のアルツハイマー病、血管性認知症、前頭側頭葉変性症など他の種類の認知症は含まないことに注意をお願いしたい。

本書に紹介した事例は、個人が特定されることを避けるために、私が実際に経験したことをもとに重要な部分をそのままにして再構成したものである。実際の症例の事実とは、細部で改変がなされていることをご了解いただきたい。

第1章　忘れてもいい、できなくてもいい

認知症は治らない病気である

「認知症の早期発見、早期治療を」という掛け声がよく聞かれる。製薬会社の宣伝やメディアの啓発記事や番組にも、必ずといっていいほどこの謳い文句が登場する。「あなたに認知症の兆候はありませんか？　早くみつけて早く薬を飲み始めましょう」というわけである。しかし、この謳い文句には大きな落とし穴がある。それは、早期にみつけたら薬で治るかのような誤解を与えていることである。

同じ謳い文句がいまも一番よく用いられる癌について考えてみる。癌は一般的に、発見が早ければ早いほど短期間で良好に治る可能性が高まる。発見が遅れると、悪化や転移が起こり、手遅れにもなりかねない。だから早く治療を始める必要がある。一方、認知症は違う。早くみつけて薬を飲んだら治る、ということはない。発見が遅くなって回復が手遅れになるということもない。現在のところ、確かな治療法はないからである。認知症を解明し、治療法を見出そうとする研究は進められているが、当面のところ、認知症は「治らない病気」なのである。

　したがって大事なことは、製薬会社が宣伝でほのめかすような、早くみつけて早く薬を飲むことではない。早くから薬を飲んでも治るということはなく、うまくいって病気の進行を少しの期間延ばすだけである。その意味で、認知症に対して「早期発見、早期治療」という謳い文句は適切ではない。

　ところが、認知症が治らないという事実は、しばしばあいまいにされている。社会全体が、認知症をよくしましょう、認知症になっていないか気をつけましょうと、認知症を治そう、なくそうという方向で物事を見ているような気がしてならない。認知症にならない方法とか、認知症をもとに戻す方法などはないのである。

　毎日の運動の奨励や、野菜や魚をよく摂取する食事内容など、認知症予防のための生活習慣も唱えられているが、決定的なものはない。とくに運動は近年注目されているが、それを主張する論文(1)でも、認知症（アルツハイマー病）の原因は多要因性で一つではないことを前提にしており、予防の「効果」が部分的なものであることは認めている。もちろん、それらをしないよりもするほうが、健康のためには格段にいい。生活習慣病や廃用性症候群（主に病床で寝たきり状態でいることによって生じる心身の機能低下）を予防することはできる。しかし、それが認知症を止めてくれる保証はない。

極端に言えば、どんな生活をしていても認知症になる人はなるし、ならない人はならないのである。つまり、認知症になるかどうか、どうしてもならないようにするにはどうしたらいいか、などと気にしすぎることは意味が乏しいということである。

「治らない」ということを、認知症に関係する人たちはもちろん、社会全体がまず認めること。それが認知症を考える出発点なのである。

ただし、早くみつけることにはそれなりの意味がある。しかし、その意義は早期治療につなげることなどではなく、その後に続くべき大事なことは、今述べた「治らない病気」であることを周囲がよく認識すること、である。そのうえで、認知症の人の不安な思い、うまくできなくなった生活の事柄を理解し、「慰め、助け、共にする」ことである。早期発見の最大の意義とは、周囲が「治らなくていいと早期に認識する」ことにほかならない。

医師が認知症を診断したあと、まず始めにすべきことは、抗認知症薬を処方する（かどうか検討する）ことではなく、家族や介護者が抱いている「治ってほしい」意識を変えることである。もしうつ病や他の疾患の診療と同じように症状を治さないと意味がないと医師が思っているとしたら、最初に医師がその意識を変えなければ始まらない。

なぜ「治ってほしい」意識がよくないのか。認知症の人の自己肯定感と自尊心を損なうからである。根治あるいは寛解に導けるのなら、いつかそれらは回復される。しかし、認知症では、いつまでもその傷つきは癒やされない。それは、認知機能の維持や症状進行の抑制を妨げ、認知機能低下傾向を助長さえするばかりでなく、ＢＰＳＤの直接的原因あるいは背景要因になることが必定である。

治らなくていい、治さなくていい

認知症になると、最近の出来事の記憶が苦手になり、日付や場所があいまいになる。これまでできていた仕事や作業、料理や洗濯、テレビやエアコンの操作の仕方がわからないことが出てくる。着替えが苦手になったり、通い慣れた道にも迷ったりする。周囲はこれまでと違う言動を不審に思い、認知症ではないかと疑うようになる。本人もどこか変だと感じ始めている。やがて家族に促され、物忘れ外来などの医療機関にかかり、認知症と診断される。

それを治したい、よくしたいと周囲も本人も願うのは当然で無理からぬことであろう。メディアも専門医も社会の動きも、ある意味そのように煽るから、余計にその思いが募ってしまう。もし治るなら、素晴らしいことである。しかし、治らない病気を前に、治りますと期待させること、治しましょうと促すことは、非常に罪なことである。治るのではないかと期待する家族や周囲の人にはもちろんのこと、何より認知症の人に対して、つらい酷なことだというほかはない。

そうではなく、治らなくていいよ、治そうとするなんてやめましょう、物忘れしてもかまわないし、できないことがあったら一緒に協力してやりましょう、ということを伝えたいのである。母（父）や妻（夫）が認知症になった、大変だ、なんとかしなくては、このまま介護ばかりじゃ身がもたない、と考える家族や介護する人たちには、「早期発見」とともにまず意識を変えてもらいたい。治そう、よくしよう、もとに戻そうという意識を捨て、今のままで十分だと現状を受け入れて、助ける気持ちをもつのである。今までよく頑張ってきてくれた、認知症でもかまわない、引け目を感じなくていい、楽しく生活できればいいのだ、と思ってあげてほしい。それに合わせて、周囲の家族が生活を工夫し、変えるべきところは変えていくのである。

一方、物忘れやできないことを自ら感じ、指摘されて不安な気持ちや反発を感じている本人には、物忘れで苦手なことがあっても特別なことではないと伝え（詳しくは第3章で触れるが、高齢の認知症の人に病名告知をする意味はないと私は考えている）、今のままでいいのです、困ったときはご家族と助け合って元気に暮らしましょう、と自信をつけてあげたい。具体的には、日中しっかりと起きて「用（仕事）がある」といえる何かをみつけてあげ、生活に「張り合い」をもてるようにすること、本人ができないことや困ったことがあるときにはそれを援助する手立てを考えることである。ただし、「起きていなさい」「何かしなさい」と本人に言うだけでできる人は、若い人でもなかなかいない。そうではなく、介護保険の利用（第8章を参照）などを周囲がお膳立てして、張り合いのある生活を「つくってあげる」ことである。

このように書くと、治らないとあきらめるのか、医者の義務を放棄して治さなくていいとは、と憤慨される関係者もいるかもしれない。しかし、これは決して認知症をあきらめることではない。逆である。認知症を特別なことと考えず、誰にでも起こるふつうのことと認め、認知症の人とともに前向きに積極的に生きる。認知症があっても、張り合いをもって生き生きと生活することを第一に考えることなのである。それを実現するために、生活の仕方を工夫するのである。

もちろん、薬でそれが実現できることなどよもやありえない。薬の役割は補助的なものである。国内で医師が処方できる抗認知症薬は近年四種類に増え、それに大きな期待をかける家族も少なくないが、効果は「症状の進行を抑える」だけである。さらに、抗認知症薬が効果を現すための前提条件は、服用する人が昼夜のリズムのある活動性と張り合いをもった生活をしていることだ。毎日することも用もない「ごろごろ生活」のままで薬を飲んでも、効果も何もいいことはあるはずもない。製薬会社も認知症を報じるメディアも、「薬が効く」と宣伝したいなら、そのことを先に言わなくてはいけない。

医療の世界や製薬業界だけでなく、テレビや新聞・雑誌などマスメディアも地域社会も、つまり社会全体が、「治る可能性がある」「治さなくてはいけない」「治そう」という方向で人や物を見ている。そう考えるのは医学・薬学研究の場だけでいい。治る可能性が確実になるまでは、治そうとしなくてよく、治そうとすべきではない。治らなくていい、治さなくていいのである。そういう見方で認知症の人を見、介護を考えていきたいのである。

長寿礼賛、なぜ認知症を問題視

前述のように、認知症の予防で確実なものはないが、認知症になりやすいリスクファク

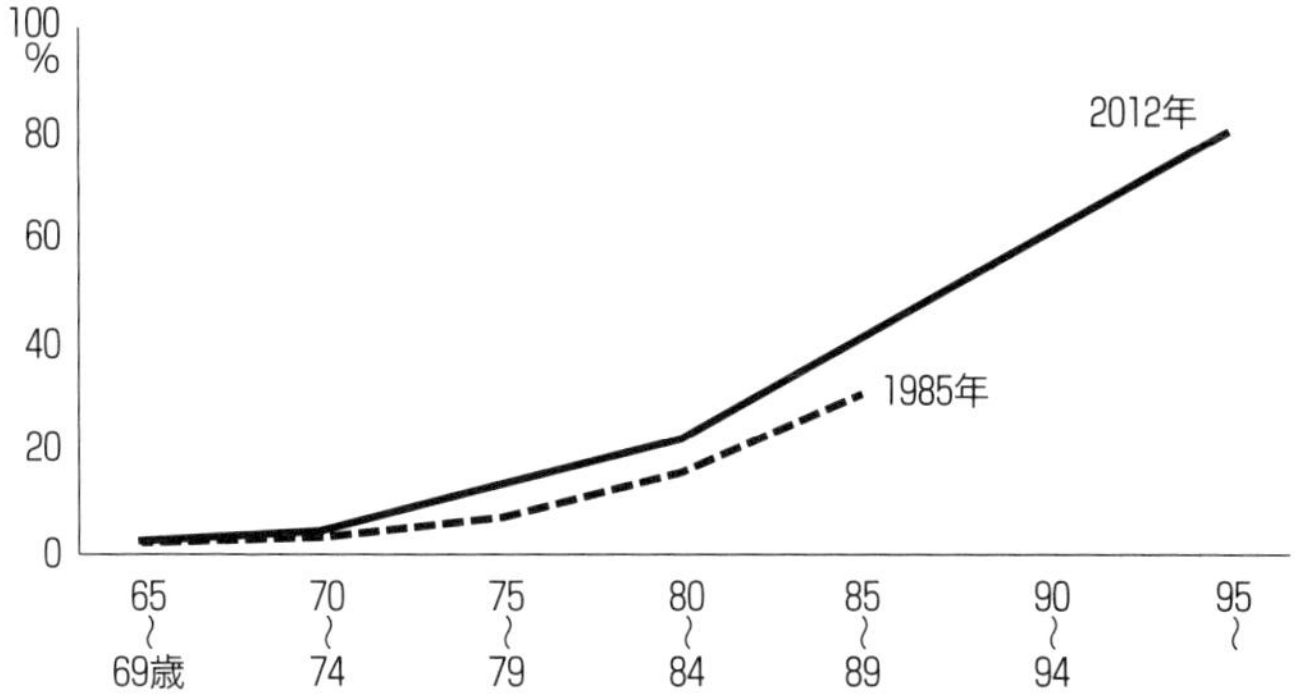

図1 年齢層別の認知症の有病率（厚生労働省研究班の報告書などから）

ター（危険因子）はいくつか言われている。糖尿病や喫煙、高血圧や高脂血症などがそうである。その中で唯一飛びぬけて決定的なものがある。それは加齢、つまり歳をとることである。

厚生労働省研究班の調査では、二〇一二年時点での認知症の人は四六二万人で高齢者の一五％にあたるが、この割合は年齢が上がるほど確実に上昇する（図1を参照）。八五歳以上では四割を超え、九〇歳以上では六割に達している。これらの年代では、ほぼ二人に一人は認知症である。これはすなわち、長寿になればなるほど認知症になりやすいということを表している。当然といえば当然のことであるが、これほど確かな「リスクファクター」はない。リスクファクターは通常避けることが望ましいが、これはそうはいかない。ここには大きな社会の矛盾がみえる。

長生きをすると家族も周囲もお祝いをする。みんなが長寿はおめでたいことだと礼賛し、もっと長生きをしてほしいと願う。そういう社会がある。ところが、長寿になればなるほど必然的に起こってくる認知症に対しては、困ったことだ、なんとか治さなければ、と逆に克服しなければいけないものとして問題視する。これはおかしなことではないか。

八五歳以上になれば、ほぼ二人に一人が認知症である。もう「特別な病気」と呼べないだろう。性別や性格などと同じように、その人の属性といってもいいのではないか。誰にでも起こりうる、高齢に伴う当然のこととして、あるいは個性としてとらえたほうがいいのではないか。長寿を礼賛するなら、長寿に半数は伴ってくる認知症も礼賛したらいいのではないか。「認知症おめでとう！　これで確実に長寿の仲間入りです」と。冗談で言っているのではない。あまりに認知症を否定的に、克服すべき問題だとみている社会の状況を考えると、意識を変えるためには必要とさえ思えるのである。

社会も人も、長寿をほめたたえるのであれば、認知症を当然のことと考え、その備えをすべきなのである。備えというと、利用できるサービスや施設など福祉施策や社会資源だけを考えがちになるが、そこにはもっとも重要なことが欠けている。それは、社会の人々の認知症の人を見る見方、意識である。認知症をことさら問題視するようなことをせず、長寿になったのだから認知症になっていい、治さなくていい、認知症でも楽しく生きることを考えよう。そういう意識を誰もがもつべきなのである。

もちろん医学研究者が、認知症にならない治療、認知症を完治させる治療を目指して研究を続けることには大きな意義がある。将来、認知症という病気は根絶できた、という時代がくるかもしれない。しかし、認知症を克服することが本当に人にとっていいことなのか、疑問視する医師の声もある。認知症が克服されたら、別の問題が起きてくるのではないかというのである。長年認知症専門医として活動してきた杉山孝博氏（川崎幸クリニック院長）は、「認知症の効用」を訴えている[2]。

「認知症の方の最期は、苦痛も負わず恐怖感もなく極めて穏やか」「認知症というのは、年を重ね不安になっていく最後の恐怖感にベールを一枚一枚重ねて、ぼやかす仕組みではないか」

多くの認知症を診てきた医師の良心から生まれた貴重な意見である。

認知症の人が失うもの

認知症になった人の心情を想像してみたい。まず本人自らが、それまでと違う認知面の違和感をぼんやりと感じ始める。そこへ、近時記憶の誤りや欠損、遂行機能の悪化を家族ら他人に指摘されて動揺することが重なる。「また失敗するのでは」「自分はどうしてしまったのか」「また叱られる」と徐々に不安が増大する。これまでふつうにこなしていたさまざまなことに自信がもてなくなり、人の中や交流の場に出たくなくなり、それまでしていた趣味にも気後れしてしまう。それをまた家族に指摘、注意されると、動揺と不安はさらに増し、表面的には取り繕ってしのごうとする態度になって表れる。これは、自尊心だけは保ちたい気持ちの表れである。

今までの自分の役割がなくなり、自分の存在自体が不安定になっている。それまで家を財政的にも精神的にも支えてきた、あるいは家事をきりもりし家族から頼られてきたという自負心は、どんどん薄れてしまう。家族の自分を見る目が変わるのを感じてしまう。これまでの夫婦としての、また親子としての自然な「頼り・頼られた関係」は否応なく変質する。自分はこれでいいのだ、と思える自己肯定感や自尊心が揺らいでくる。取り繕いをしたり、誤りを認めたくないと意固地になったり、ひきこもったりするのも、同様の心情から十分理解できる心理的反応である。

ところが、こうした反応は周囲には言い訳や言い逃れと映り、家族はネガティブな感情を抱きがちになる。「忘れて、できなくなったこともあるのに認めない」という否定的な見方をしてしまうことも多い。本人にすれば、無理解で理不尽だと感じるような周囲の言動がさらに増えることになり、周囲への反発心が優勢になることもしばしばである。

認知症専門医の間でも、認知症のうちアルツハイマー病では初期から自分が物忘れしているという「病識」や「病感」が失われるといわれてきたが、このような初期の状況において、本人は周囲より先に自分の認知面の変化や小さな異常に気づいていることがほとんどであろうと私には思える。

英国の心理学者リンダ・クレア氏は、これを「自分自身を保つための心理的作戦が周囲には病感欠如にみえる」と鋭く衝いている[3]。神経内科医の松田実氏（東北大学大学院医学系研究科高次脳機能障害学）らは、「認知症は周囲との関係性を壊す病気」という視点を説き、取り繕いをするのも病識があるからであると、認知症の人の心理を見通した卓見を述べている。[4] このような視点は、認知症にかかわるすべての医師が襟を正して真摯に聴くべき警句であろう。心を診ることができるはずの精神科医ならなおさらのことである。

前述のとおり、認知症を発見したときにすべき第一のことが、この自己肯定感や自尊心の傷つきからの回復である。さらに、生きる役割とそれがもたらす自己効力感の回復である。これらは、認知機能維持のための、また生き生きとした生活のための前提である。そのためにはまず、記憶障害や日常生活上の本人のできないことを「忘れていい、できなくていい」と受け入れることである。それが前提と心得て、支障のないよう生活上の工夫を考えるのである。家族が抱く「どうして忘れるの」「どうしてできないの」という嘆きや「困った状況を変えなければ」「厄介なことを減らしたい」という願いは不要なものであることをていねいに話し、意識を根本的に変えてもらうよう促したい。これまで長年頑張ってくれたのだからもう努力しなくていいよ、そのままのあなたでいいんだ、という気持ちを、医師も家族ももちたい。

「指摘しない、議論しない、叱らない」を生活上接するときの鉄則として提案したい（第3章でも述べる）。そのうえで、「やって」や「こうしなきゃ」と言葉だけで「指導」するのではなく、「慰める、助ける、共にする」を信条としたいのである。

間違ったメディア情報

認知症そのものや認知症治療に対する社会の認識、医学界の認識は、いまだ望ましい方向を向いているとはいえない。メディアにそれはよく表れる。

ＮＨＫ総合の「クローズアップ現代」は人気番組である。「おしゃべりで老化防止」（二〇一二年一一月一五日放送）には、かつて一世を風靡した長寿双子姉妹きんさん・ぎんさん（ともに故人）のぎんさんの娘四姉妹（八九〜九八歳）が出演した。娘たちはみな、明るく元気そうで、認知症とも無縁のようにみえた。その一人が「認知症ってどういうもの？」とキャスターの国谷裕子氏に尋ねた。国谷キャスターは「物忘れしたり、ぼーっとしたりする」と答えた。

何気ない会話だったが、これは根本的に間違った説明である。一般に認知症の人は「ぼーっと」はしない。とくに認知症のなかで六割以上を占めるアルツハイマー病の人にはまったく当てはまらない。あるとすれば、認知症全体の一〇％余といわれるレビー小体型認知症（dementia with Lewy bodies）の人の「覚醒レベルの変動」であるが、これを認知症一般の症状とするのは適当ではない。

認知症の人は、ぼーっとして何もわからず、妄想を抱き、攻撃的で徘徊する……などという間違った認識が、国谷キャスターほか番組のスタッフにはあるのではないかと勘ぐってしまう。もし、高齢者がぼーっとしていたら、それは認知症以外の身体的疾患をまず疑わなければいけない。クールビューティを兼ね備えた国内一級のキャスターにして、認知症の人に必ずしも正しくないイメージを抱きがちなのである。

『朝日新聞』は、二〇〇八年に朝刊一面トップ（七月六日）で認知症が三〇年で倍増するという厚労省推計の記事を載せた（実際ははるかに超えるペースで増えている）。その記事の中に、曜日を間違う、年齢を二つ間違う、五角形が書けないことをもって「典型的な認知症の症状だ」という記載があった。記者がどこからこのような情報を入手したのかわからないが、これはまったく正しくない。認知症という限定をもっとも多いアルツハイマー病とするなら、典型的症状として「近時記憶の障害（最近見聞きしたことや経験した出来事を忘れてしまう）」を外しては考えられず、曜日と年齢の間違いや図形描画ができないことが典型的などということはない。

大部数を誇る新聞の一面トップ記事で、何百万人もの人が読んでいることを考えると恐ろしいことである。これを身近な高齢者に実際試した人もいるかもしれない。それで認知症でもないのに、典型的な認知症だといわれてしまう人がいたらどうするのか。

秀逸な内容が多い「NHKスペシャル」も時々困った報道をする。「認知症を治せ！」（二〇一〇年一〇月三一日放送）は、「認知症は治らない」「認知症は予防できない」という常識がいまや覆されつつあるという趣旨の番組であった。そこに「治る」として取り上げられた例は、外傷に続いて認知機能低下を生じたある意味特殊な正常圧水頭症のケースやレビー小体型認知症であり、もっとも多い一般的なアルツハイマー病については、新しい薬の開発過程で著効がみられたという紹介であった。

たしかに正常圧水頭症は手術で改善する場合がある「治る認知症状態」の一つであるが、この例は外傷に続いて生じた例で一般的ではない。さらに、高齢になればアルツハイマー病を合併するリスクが上がり、単純に「治る」とはいえない場合が多い。レビー小体型認知症も、一時的に漢方薬や抗認知症薬で症状が改善することはあるが、基本的な病態は確実に進行する。とても「治る」などとはいえない。アルツハイマー病の薬品開発も、ある時点で薬効に著効がみられても、その後効果がないことが判明したり、有害事象が優勢になったりすることは珍しくなく、期待させすぎる内容と言わざるを得ない。事実、放送から三年以上たった現在も、アルツハイマー病の根本治療薬開発に見通しは立っているとはいえない。

後半の「予防できる」という内容も、本質的なものでなく、偏りがあったと言わざるを得ない。たしかに糖尿病や高血圧など生活習慣病は認知症の危険因子であり、その予防が一部の認知症を防ぐ可能性がある。しかし、それはあくまで一部である。前にも述べたように、どんなに立派な生活をして生活習慣病と無縁な人でも、認知症になる人はなる。その逆もいえる。「生活習慣病を防げば認知症は予防できる」とはとてもいえない。その意味で、認知症は予防できる病気ではないのである。

松田実氏はこの番組について、「『認知症は治る、予防できる』という趣旨に合う事実だけを一所懸命に取材し、治らずに苦労している例や、あるいは生活習慣病がなくても発病した例などは、見向きもされなかったのであろう」と、マスメディアの記事や番組のつくり方を鋭く批判しているが、(5) まさにそのとおりであろう。

なぜ「治る」「治そう」という視点ばかりで番組をつくろうとするのか。「治らない」ことを認めて、あるべき生活や介護の仕方を考えるような発想がなぜ出てこないのだろうか。

メディアの情報がすべてよくないなどと言うつもりはない。メディア情報は貴重で重要なものも多い。しかしそれだけに、ふだん信頼できるメディアから発信される一部の誤った認識と情報は、人々を誤った方向に導きかねない。認知症についても、多分にそれがいえる。情報はつねに玉石混交であるとわきまえていかなくてはいけない。

第2章　生活を診る視点

自己肯定感の回復

認知症の人々に一番大事なことは、病をもちながらもいかに生き生きと生活できるか、ということである。だとすれば、認知症臨床とは「生活を診る」ことにほかならない。決して、認知症の症状ばかりに注目し、問題にして矯正しようとすることではない。家族ら介護者との交流、周囲の人たちと共にする日々の食事や「用事」、慕われ頼られる感じをもてる日常など、社会性と活動性と役割をもった生活ができているかどうか、が焦点になるべきはずである。言い換えれば、それは自己肯定感と自己効力感を回復し、維持することである。

ところが現実の診療は、症状や認知機能にしか注目されていないことが目立つ。諸検査と問診で診断が決まれば、抗認知症薬を処方し、あとは記憶を中心とした認知機能の変化を改訂長谷川式簡易知能評価尺度（ＨＤＳ－Ｒ）やMini-Mental State Examination（ＭＭＳＥ）などのスケールで適宜判定し、ＢＰＳＤの程度を家族から聴取しながら、抗認知症薬や向精神薬を調整していく。ＨＤＳ－Ｒの点数が下がったから抗認知症薬を増量または追加し、家族の話からＢＰＳＤの程度がひどくなったので抗精神病薬を開始する、といったやり方――これが大方の診療の実態かもしれない。疾患の症状に注目し、その改善を目指すことを中心にするこうした手法は、うつ病や統合失調症などの精神疾患なら、なんとか通用するだろう。しかし、認知症診療がこれでは、もっとも大切な「生活」が抜け落ちてしまう。

まず診るべきは「生活」であり、そこに含まれる介護者のかかわりなのである。日中一人でごろごろして昼夜逆転に近い生活をしていれば、頭を使うことが少なくなることで認知機能は廃用性にますます低下してしまう。認知症になった人は、認知機能や実行機能が衰え、必然的に活動が少なくなり、役割や生きがいも失っていく（自らそれを漠然と感じ、不安も増大する）。それらの機能維持を少しでも支える背景として確実なものは、充実した「生活」だけであろう。前章で述べたとおり、活動的な昼夜リズムを保った生活をしていることは、抗認知症薬が効果を発揮する前提でもある。具体的には、早期から介護保険を導入し、デイサービスやヘルパーを活用し、体を動かす「用事」があり、役割を感じられる生活をつくることである。

さらに、生活の中で家族が認知症の人の記憶の誤りをあげつらったり、できないことを指摘したりしてばかりいたら、もっとも問題となりやすい不機嫌や暴言が出るのもやむを得ないところである。

ＢＰＳＤは脳神経障害だけで生じるのではない。むしろ、脳神経障害がいまだわずかな初期から中期に生じるＢＰＳＤとは、かなりの部分が環境や周囲に対するネガティブな反応である。周囲が無理解だったり認知症を受容できていなかったりすることが、本人の自尊心や心情を傷つける接し方となりやすく、その反応症状として不機嫌や易怒性などが引き出される。それに対して大切なことは、心情を理解することとそれに即した介護対応であり、それなしにどんな向精神薬も根本的な効果はない。薬剤により副作用が出現すれば、さらに本人の苦痛は増すことになる。

認知機能に対しても、ＢＰＳＤに対しても、薬剤より活動性と社会性をもった生活をつくること、本人の心情に配慮した介護・対応の指導が大切なのである。

生活を診ないのは治療放棄

認知症臨床で重要な位置にいる精神科や神経内科などの医師の本来の役割は、まず①正確な診断であろう。なかでも重要なのは、薬剤性やアルコール性、慢性硬膜下血腫、甲状腺ホルモン異常などの「治る認知症状態」の除外診断である（第5章で詳述）。これを終えたら、もっとも重要な仕事は、②家族と本人への生活指導・介護指導である。日中どんな過ごし方をし、どのように食事をし、どんな時間に寝て起きているか。どんな楽しみがあるのか、不満なことやつまらないことはないのか。それを本人や家族から聴いたうえで、規則正しい生活と「張り合いのある生活」「楽しく生き生きと過ごせる生活」をつくる相談を家族と行う。認知症を受け入れたうえでの家族の接し方の指導も重要である。そして最後が、③抗認知症薬の薬物療法である。ＢＰＳＤがある場合は、抗精神病薬（主に統合失調症に適用となる薬）を中心とする向精神薬や、神経の高ぶりを抑える漢方薬（抑肝散）の検討を要するかもしれないが、安易には処方しない。

なぜ薬物療法よりも生活指導・介護指導が優先するのか。それは、生活指導を行わずに抗認知症薬を処方しても無駄だからである。生活リズムが整い、役割や楽しみのある生活があるからこそ、抗認知症薬の症状進行防止効果が力を発揮するのであり、リズムの乱れた無為な生活をしていれば、どんな新薬も副作用は出ても薬効は出るわけがない。同様に、介護指導を行わずにＢＰＳＤに対して向精神薬を出しても有害なだけである。

このような生活指導・介護指導は、面接による治療、すなわち精神療法（または心理療法）の一種であるが、得意なはずの精神科医もいまだほとんどできていない。なかには「医者のすることじゃない」という嘯きすら聞こえる。たしかに医師がしなくてもいいかもしれない。その場合は、臨床心理スタッフやケアマネージャーら、できる人なら誰がやってもいい。しかし、これはもっとも重要な認知症の「治療」なのである。医師がそうした関与や調整も何もせず、薬剤だけを出してよしとするなら、それは「薬の販売機」にしかなれない医師の「治療放棄」というほかない。

「張り合い」ある生活

自信をほとんどなくしかけ、家族の中でどう振る舞っていいのか悩み、居場所がなくなったように感じている認知症の人は多い。程度の差はあれ、ほとんどの人がそういう思いをしている。そしてそれをやり過ごそうと、取り繕ったり、虚勢を張ったり、閉じこもったり、知らず知らずに心理的に無理な努力を重ねている。その人を元気にし、活気づかせ、認知機能も維持させるためのキーワードは、「張り合い」である。「役割」と言い換えてもいいが、やや硬い言葉なので会話で用いるのは難しい。認知症の人とも共通言語として語らえる「張り合い」という言葉が一番よいと私は考える。

人は誰でも、子どもも若者も中年も老いた人もみな、張り合いをもってこそ元気に生きられる。ダラダラと生活しているように見える人でも、何かしらの張り合いをもっているものである。そうでなければ、生活は苦痛に満ちたつまらないものになってしまうだろう。張り合いは、自己肯定感や自尊心と表裏一体である。張り合いがあるから、生きていてよかった、自分はこれいいのだという自己肯定感が生まれ、自己肯定感や自尊心があるから、それを発揮する張り合いの場を求める。ところが認知症の人は、生きるうえで欠かせないこの張り合いや自己肯定感や自尊心をなくそうとしているのである。

家庭内で家事で頼りにされていたのに、「何もしなくていい」と言われる。カラオケに行けば、「よくきたね」と歓迎され「いつも上手だね」とほめられていたのに、「物忘れがひどいよ」と言われるようになって、もう行きたくない。老人会でいつも任されていた司会を、「疲れているみたいだから」と急に解かれて、みなの様子もよそよそしい（たしかに話をうまくまとめられなくなったが）。ゴルフでロッカーのカギを二度も失くして元同僚らに迷惑をかけて、もう二度とゴルフは行けない。——そのうえ、家族に何度も「前と様子が違うから、お医者さんに行こう」「精神科で診てもらわないといけない」「脳の写真を撮って調べないと」などと言われ、不安をいっぱい感じながら仕方なく病院を受診する。認知症（アルツハイマー病）と言われ、家族は妙に安心しているようだが、自分自身はとても納得できずいたたまれない。診察では、日付や場所などを聞かれ、間違いを指摘され、家族は医者に自分の失敗など不快な話ばかりする。ますますいたたまれない思いになっても当然であろう。

その診察の場で本来すべきこともまた、自分を取り戻し、自信を回復させる「張り合い」づくりの話なのである。次章で詳しく述べたい。

皮相なメディアの見方

適切な介護、生活の視点が欠落したメディアの認知症報道も目につく。

数年前、テレビのある認知症の特集で、認知症の介護の大変さを訴える番組があった。そこでは、うまく歯磨きができない高齢の女性とそばについて介護する娘が出ていた。娘は、歯磨きの仕方を教えながら、「違うでしょ」「こうしなきゃ」「こぼしちゃだめよ」など声をかけていた。口調は時々強い叱責になっていた。女性は怒って、歯ブラシを放り投げてしまった。娘は「どうしてこんなになっちゃったの」と嘆息をついた。女性は椅子に座りこみ、暗い表情でふさぎこんでいる姿が映された。

歯磨き一つとっても、認知症の介護とはこれほど大変で疲れ、つらいものなのだと訴える場面だったのかもしれない。しかし、それはまったくの筋違いである。たしかに、認知症の人はそれまでふつうにしていた食事、更衣、洗顔、入浴、排せつなど日常的な行いが（しょうという気持ちはあるのに）上手にできなくなることが多い。それで当然なのである。それを見守り助けるのが介護であり、この番組はそのことすらわかっていない。明らかに認知症介護に対する姿勢と見方が間違っている。

すなわち、認知症の人本人の心情を考えないまずい対応（叱責しながらの歯磨き指導）で母の自尊心を大きく傷つけ、怒らせて、余計に自分の介護を大変にしているのである。そして、それを母のせいだと嘆いている。なぜ、歯磨きをふつうにできるのが当たり前のように振る舞ったのだろう。どうして、優しくていねいに指導してあげられなかったのだろう。なぜ「できなくてもいいよ」「あとでまたゆっくりやりましょう」と言えなかったのだろう。そうすれば、母も自分も笑顔になれたはずである。

ただし、一所懸命に介護に取り組んでいる娘を責めることはできない。娘は認知症の人の思いを知らず、介護の仕方を知らされていない。母に認知症を診る主治医がいたなら、一番の責任はその主治医の介護指導が適切ではなかったことにある。

この母娘には、過去の何らかの確執や認知症になってからの抜き差しならない経過があったのかもしれない。娘にもこのような態度をとらざるを得ない事情があったのかもしれない。しかし、これを認知症の「介護の大変な例」として報道するには明らかに不適切である。制作側に、認知症の人本人の心情に対する理解がまるでない。認知症の人は、すぐに怒って乱暴をするという思い込み、決めつけのもとに番組がつくられている。介護に対する適切な見方を制作側が勉強した形跡も感じられない。これを視聴した人の多くが、認知症の人はこんなものだと思うとしたら、認知症診療に与える悪影響は大きく、番組の責任は重い。

この二年後、同じテレビ局は、認知症の人に対して笑顔で接するとその人が穏やかになる、というテーマの番組を放映した。いまだ認知症の人の心情の本質的な理解ができているとは言いがたいが、認知症の人に対する寄り添いがみられた点は評価したい。

新聞メディアも認知症とBPSD、その介護に対して皮相な見方しかできていない。

一昨年、『朝日新聞』（二〇一二年八月二〇日付）は「入院より在宅めざせ」という認知症政策を論じた社説のなかで、BPSDに対する「社会の偏見」を指摘し、「初期から適切に対処すれば、（中略）本人らしい暮らしを続けることもできる」「社会の知恵が問われている」と論じた。しかし残念なことに、「適切に対処」とは何なのか、具体的な「知恵」は何も語られず、示唆すらされていなかった。いやしくも国内一級紙の社説というならば、「適切に対処」などという官僚答弁的講釈でよしとせず、また「社会の知恵」任せにしたりせずに、その中身を建設的に説くか、少なくともほのめかすかしなければ意味がない。これでは社説ではなく、表面をなぞっただけの中途半端な解説である。

社説を受けて、六日後にケアマネージャーを務めた経験をもつある主婦が同紙「声」欄（同月二六日付東京本社版）にした投書にはこうあった。

「確信を持って言えるのは『徘徊や大声を出すなどの症状』は治まるということです。どんな症状にも必ず原因がありました。原因を探り、根拠に基づき介護することで認知症の症状は少しずつ治まっていきました」

「原因」とは、決して脳の萎縮のことなどではない。対人心理要因を含む環境的要因を指すものであろう。中身の乏しい社説と異なり、認知症の人の尊厳と心情への配慮があり、はるかに認知症臨床とＢＰＳＤの本質を突いた実効性のある内容であった。このような見方と対応こそが、認知症臨床にいまもっとも欠けていて、それゆえにもっとも必要なものなのである。

その後も『朝日新聞』に認知症問題に対する「知恵」は生まれていないようである。最近、オピニオン面の「ザ・コラム」（二〇一四年一月一二日付）に、「認知症　一〇人に一人の危機が迫る」という大型の記事（上田俊英編集委員）が載った。ところが、「ザ・コラム」と銘打ちながら、この記事には主張も知恵も見当たらなかった。認知症が「社会的にほとんど関心をもたれていなかった」と横浜市立大学名誉教授（精神医学）・小阪憲司氏が振り返る五〇年前と大きく異なり、総人口の一割が認知症という時代が到来すると危機感を謳い、前章で挙げた「ＮＨＫスペシャル」同様に糖尿病に気をつけることで予防につながる可能性があると紹介する（これが本質的な予防にならないことは述べた）。最後に家族が抱えることの大変さと社会が支えていく重要さを訴えるが、その解決のために誰に何を求めるべきなのか、示唆すらされていない。

これでは、認知症問題の経過のまとめか解説どまりで、「ザ・コラム」という大仰なタイトルが泣く。「処方箋は自分で書くしかない」とまとめられているが、そんな他人事のような話ではなく、ジャーナリストの眼から上田編集委員が私たち認知症専門医を叱り、また刺激する「処方箋」をこそ読ませてほしい。そこには、生活を重視する視点、本人を尊重する介護・対応の視点が必ず含まれるはずである。

第3章　本人を中心にした診察

本人への精神療法

認知症の診察でもっとも大切にしたいことは、本人の自己肯定感と自尊心を回復することだとすでに書いた。失われつつある自信と役割を取り戻すこと。それを診察の場ですべて成就することはもちろんできない。ふだんの生活が何よりも大事であることは前章で述べたとおりであるが、診察の場でもできること、すべきことがある。

それは、本人の話に耳を傾け、対話することである。すなわち、認知症の人本人への精神療法である。とくに「精神療法」などと言わず、単に面接、会話でもいい。これが現在の認知症診療でなおざりにされがちであることは、大きな問題点である。自己肯定感や自尊心の回復を図ることを考えれば、時間的にも質的にももっと重視されて当然のように思われる。

治療者は、家族などの介護者の声にばかりつい耳を傾けがちである。治療者の語りかけが本当に必要なのは、認知症の人本人である。認知症が忍び寄る不安、周囲の態度の変化への驚きと怒り、役割と居場所を失っていく恐怖、やがて訪れる自己否定的感情——認知症の人はそれらをきっと感じ、心は大きく揺らぎ、自分の存在すら危うく感じられている。まさに精神科医にとっては精神療法の対象のはずである。認知症の人の存在と心情に注目することは、現状の認知症診療で一番欠けていることといっていい。

精神科診療で健康保険上、認知症に精神療法の診療報酬上の保険点数は認められていない（二〇一二年四月の改訂によりいったん認められたが、なぜか四ヵ月後に撤回された）。つまり、認知症と診断した人とはいくら面接や会話をしても、それが治療として認められることはなく、医療機関が診療報酬を請求することはできないのである。

精神科医療の基本は、患者さんの訴えに耳を傾けることから始まる。いや、精神科だけではない、すべての医療の基本はそうであろう。保険点数がつかない（お金がとれない）からといって、精神療法を専門としている精神科医が認知症の人の話を聴かなくていいという法があるだろうか。どんな気持ちで来院したのか、どこか調子の悪いと感じるところはないのか、ふだんの生活はどんなふうにしているのか、不満や望みはないのか。それを聴かずに診療が始まるわけがない。さらに、楽しみや趣味はどんなことか、張り合いを感じていることはあるか、寂しいと思うことはないかなど、ふだんの生活や心情を受容的に聴きたい。

ただ、認知症の人はたいてい簡単に本心を話してはくれない。人には誰でも、他人に悪く見られたくないという意識、本心を話すと恥をかくことにならないかという警戒心、初対面の人に不満や不平を言うことはしたないことだという規範意識、そういう心の働きがある。不安を感じ始め、何か指摘されるのではとつねに敏感になっている認知症の人は、その傾向がさらに強い。それでも、ちゃんと目を見て向かい合い、耳を傾けることから始めるべきである。信頼関係ができれば、本音を話してくれるようになることも多い。家族から情報を得ようと話を聴くときには、本人に「あなたのことを家族の方にうかがってもいいですか?」と了解を得てから行うことも、本人を尊重する大事な配慮である。

家族からの情報で問題点が明らかになったとき、それを家族サイドに立って指摘するようなことはしてはいけない。もし確認するなら、家族の情報をうのみにしない中立的態度をとり、改めて本人を傷つけない言い方で質問し、確認することである。つねに本人の立場に立ち、心情を受け入れて共感する態度が基本である。

そのようにすると、今度は家族ら介護者が医師に対して不満を抱く場合も少なくない。「ボケた本人の言い分のほうを聞くなんて」と直接医師に苦情を言う家族もいる。そのようなときは、本人を外し、家族に対して、本人の心情を尊重することを第一に考えていること、それが介護を進めるにあたって家庭内でもとても重要であることを説く。

本人には問いかけもせず、いきなり家族の話を聞き始める診療をときに目にする。論外というほかない。認知症の外来を訪れるきっかけは、家族が悩み困って、本人を説得して連れてくることがほとんどであろう。家族の苦労にも共感し労う必要があるが、家族の訴えはしばしば本人への理解不足に基づいていたり、一方的であったりすることに留意しなければいけない。それをていねいに修正し、本人への理解と共感を求めることが重要な認知症診療の仕事である。家族の思いのみを満足させることが診療の目的になっては、本末転倒である。

本人を認め、広がる信頼

ある七〇代の元公務員の男性は、妻に連れられて初診した。男性が日中も夜間も勝手に出歩き、迷うことが何度かあり、妻がそれを制止すると、男性は暴言で応じ、口論が頻繁で、妻は疲労をためていた。最初に担当した医師は、本人には挨拶をしただけで、妻の話を熱心に聴き、「家からの飛び出し、暴言、妻への攻撃」といったＢＰＳＤがあると見立てた。抗認知症薬に加え、軽度に鎮静するための漢方薬が処方された（症状経過と画像所見、HDS-Rが一八点であることから、アルツハイマー型認知症と診断された）。

ところが、本人は帰宅後、「あの医者は自分の話をまったく聞かず、妻の言い分ばかり聞いていた。なんていう医者だ。もう行かない」とおおいに怒り、処方された薬も拒否してほとんど飲まなかった。困った妻が病院に相談し、特例だが担当医を変えるのを条件に（初回担当医の予約枠が臨時休診の日をあえて狙って）再度受診することとなった。その担当が私であった。

私は本人とまず話をし、いかに前回の医師が自分を馬鹿にしていたか、自分の話をまったく聞かなかったかを繰り返し訴える男性（認知症であっても、怒りの情動を伴った記憶は消えないのである）にお詫びした。さらに、なぜ受診することになったのか、最近の家での様子はどうなのか、奥さまと仲良くやっているか、不満なことはないかを尋ね、返答を受容的に聞き入れた。男性は、少しは物忘れするが迷惑をかけるほどではない、妻はもともと口うるさく自分のやりたいことを止めようとするので喧嘩になると話した。そのうえで、今度は妻に話を聴くと、妻はやや高ぶった口調で、言うことを聞いてくれない（薬も飲んでくれない）、大事な家事をしているときに出ていこうとする、道に迷ったことも認めない、などと訴えた。

私は妻の苦労を労いながらも、基本的な介護姿勢を理解していないと考え、妻に基本的な本人の心情への配慮とともに、自分のペースに合わせようとしてはいけない、あなたがご主人のペースに合わせるよう生活を工夫すべきであると諭した。ご主人を怒らせる状況をあなた自身がつくっているのではないかと指摘した。男性はそれを聞いて、「そのとおりだ、この先生はいい先生だ」と笑顔になり、妻はたいそう不満げであった。

それでも妻は私の指導を受け入れて努力し、二ヵ月後、「外出しても何も言わずついていくようにしたら、主人が穏やかになった。出ていく回数も減った」と言うようになった。「先生に言われて始めはカッときたけど、言われたとおり努力したら、少しずつ楽になってきた。何より主人が先生を慕ってまた病院に行きたいというから、私も態度を変えられた」と妻は語った。

このケースの初回の医師の診察は、ある意味、一般的な精神科の診察なのかもしれない。しかし、それは適切な診察のやり方ではない。状況を聴いて、診断し、問題行動への対処法をアドバイスし、処方する。それだけでは対症療法に過ぎず、本質的問題が残されたままで、まったく不十分である。本人を受容し自己肯定感を高める面接（精神療法）を行い、介護者には本人の心情と自尊心に配慮した介護の指導を行うこと。それが本人の医療への信頼を高めて受診意欲につながる。さらに介護者に意識を変えることを促すことで、結局は負担軽減にも貢献するという好循環も生まれやすい。まずは本人に向き合い対話する「精神療法」が、認知症診療には重要なのである。

家族への介護・対応の指導

本人がいかに物忘れをし、困った存在であるかを、本人の前で平然と語り始める家族にもときに出会う。その場合はすぐに話を制止する（必要なら本人を外して聞く）。認知症の人本人が、生活の中でそのような語りによってどれほど不安や無力感を感じ、いやな思いをしているか、なかなか家族は感じられない。家族の「医師に問題点を治してほしい」という思いはよくわかるが、その前に家族は本人の病について、心情について、本当にはわかっていない、わかろうとしていないようにみえることが多い。診察室での介護者の態度はすなわち、ふだんの家庭での態度といっていい。本人の前で平気で医師に向かって訴えられるということは、ふだん家庭内でも本人に向かって直接言っている可能性がある。

対応と介護の基本は、「慰め、助け、共にする」であり、そこから生まれる本人と接するときの鉄則は、第1章でも述べた「指摘しない、議論しない、怒らない」である。記憶の間違いや生活上のミス、できなくなったことに対して、指摘したり、本人に反論されて「正論」を主張して議論したり、感情的に怒ったりする態度はとってはいけないということである。これは、認知症が「治らない病気」なのだとしっかりと認識できていれば自然に守れるはずの鉄則である。治らない病気のためにした失敗に対し、それを矯正しようと、あるいはそれにイラついて、「正論」を説いたり感情的になったりしてどうするのであろう。

身体的な病気ならそのようなことを言うはずもない人が、認知症という目に見えない「心の病気」になると十分理解できず、「どうしてわからないのか」「何度言ったらわかるのか」「甘えてないでしなさい」などという暴言になってしまうことがある。たとえるなら、それは脚を骨折した人に「走れ！」と叱咤しているようなものである。

そうせざるを得なくなるほど大変な思いをしている家族や介護者の気持ちもわからないではない。しかし、このような鉄則に反した言動が、いかに本人を傷つけ、生きる元気をなくさせ、その結果、認知機能やもともとは穏やかな心持ちにどれほど悪影響を及ぼすかを、医師はていねいに、しかししっかりと家族や介護者に説明し、理解してもらう必要がある。

その理解をもとに、「介護で困ることを減らしてほしい」という当初の家族の受診時の願いを、「治らなくていい、私たち家族が考えを変え、工夫や努力をして受け止めていくんだ」という気持ちに変えてもらいたいのである。それが結果的には「困ることを減らす」ことになる。認知症診療には、介護に対する心構えと意識の指導がどうしても必要である。

告知にメリットがあるか

認知症の人本人への告知の問題には、いろいろな角度からの見解があり、なかなか一概には言い切れない。しかし、少なくとも七〇代以上の高齢者のアルツハイマー病に限定して言えば、病名を本人に告知する必要はないと私は考える。認知症にせよアルツハイマー病にせよ、告知することで得られるメリットがないからである。家族には告知するべきであるが、その際、本人には伝えなくていいことを必ず断る。本人が強く告知を希望した場合は別であるが、そういう人はきわめて少ない。

認知症というのは行政用語から生まれ定着した病名であるが、以前の痴呆症という差別的な響きのある用語から変わったとはいえ、痴呆の言い換えという印象は多くの人がもっている。「あの人には認知があるので」などという言い方さえしばしば聞かれ、肯定的なはずの言葉である「認知」という言葉が、いまでは社会の中で認知機能の低下、以前の痴呆を表す言葉になっている傾向もある。アルツハイマーという言葉は、多くの人にとってもっと衝撃的である。いずれにしても、本人の受けるショックは小さくない。物忘れを自分でも感じ、また周囲から指摘されて不安を覚え、自分の居場所や存在自体が揺らぎ始めている認知症の人にとって、その宣告に耐えうる余力は少なくなっているし、何のために耐えるのか、耐えて得られるメリットがない。

病名告知は、治療的に必要な目的とメリットがあって初めて意味をもつと考える。癌が判明した人は、癌を根治するため、また根治が困難でも延命をするために、手術や抗癌剤治療を受ける必要がある。それには本人の治療への意識と覚悟が重要で、そのために病名告知をすることにはメリットがある。また、神経難病で筋肉が動かず呼吸もできなくなるＡＬＳ（筋萎縮性側索硬化症）は治らない病気であるが、呼吸器をつけ一定の介護と医療を受ければ、知的には変わらず意思表示もできる。このような医療・介護態勢をとるためには、やはり本人に告知し理解を求める必要がある。本人も病状の進行を知り、それに心理的にも物理的にも備える必要がある。

高齢者のアルツハイマー病にはそのメリットがない。「物忘れはありますね」でほとんどの場合、十分である。抗認知症薬の服用も、物忘れが進まないようにする薬があると勧めて飲んでもらえばいい。もし飲みたくないという人がいれば、飲みたい気持ちになるまで飲んでもらわなくていい。それほど確実な効果は保証されていないからである。

それよりも活動性と社会性の維持のためにデイサービスを勧めることのほうが大切である。デイサービスに行ってもらうのも、わざわざアルツハイマー病だからなどと言う必要はまったくない。デイサービスには健常な高齢者も通所している。「体と頭の運動のために行きましょう」と言えば十分足りる。本人にはあいまいでいい。あいまいでも、気づく人は気づいている。もしくは、だんだんに気づき始める。しかし、自分で気づくのと、他人である（それも多くは初対面の）医師などから言われるのとは大違いである。誰にも指摘されず、自分で「私、認知症なんです」「実はアルツハイマーなの」と言えたとしたら、その人は病気を知ったつらさをもう乗り越えている。

　ただここで、抗認知症薬の処方との関係が問題になる可能性がある。「病名を告知せずに薬剤を投与することは倫理的問題がある」「病名告知をしないならば、その病名に対する薬剤投与はしてはいけない」という意見がある。これらの指摘は、改めて考えてみるべき価値があると思われるし、厳密に言えば、それは正しい指摘かもしれない。しかし、医療にとってもっとも重要なのは、医師と患者の信頼関係ではないだろうか。アルツハイマー病の告知をして投薬をしても、本人がその告知を受け入れず、内服にも納得していないというケースを多く耳にする（大概は、薬をもらう薬局でもめることになる）。形式を重んじて倫理問題をクリアしても、本人との信頼がないのなら、まったく意味がない。改善効果は見込めない（せいぜいが現状を維持する）薬剤を、いやいや不快な気持ちで服用してもらっても、それが適切な医療とは思えない。そのうち治療関係が悪化するか破綻するかという結果に終わりかねない。

　ショックを与え、治療関係に重大な影を落とす可能性の高い告知は避けたうえで、薬の効用の限界と副作用の可能性を説明する。服薬するかどうかは本人の意思に任せ、同意を得られた人にだけ抗認知症薬を投薬するという私の示す方法は、倫理的問題もクリアできていると考えている。

「早期発見、早期絶望」になっていないか

自分についての正しい情報を知るのが患者の権利だという主張があるかもしれない。あるいは、患者の情報は患者のもので、患者に知らせないのは怠慢だという意見もあるだろう。なるほど、それは原則的には正しい論理である。しかし、時と場合によるのではないだろうか。それを考えなければ、医師の思考停止の末の自己満足と変わらなくなってしまう。

どんな場合でも、診断はきちんと伝えるという主義を貫く医師がいる。そこで何が起こるか。患者さんの多くは、程度に差はあれ、落胆し悲嘆し絶望する。その落胆と絶望をどうやって受け止めるか、受け皿はどうするのか。告知主義を貫くなら、その答えをもっていなければおかしい。それでこそ、告知になにがしかのメリットがあるといえる。

認知症外来で「アルツハイマー病で、検査結果は中学生以下の成績と言われた」と言って、体を震わせ泣きながら精神科を受診してきた高齢女性がいた。診断に間違いはないだろう。しかし、この女性に対する告知のメリットがどこにあるのか。このつらさを乗り越

えたときに、何か得られるものが待っているのか。私にはその答えがまったく見えなかった。私は、神経内科医の診断と異なる話をし、「まだ疑いだと先生は言われたのだと思う。検査結果を見ても、できているところがたくさんありますよ。気にしないで、楽しみをみつけて生活していきましょう」と女性を慰めた。私は虚偽を言ったつもりはない。厳密に言えば、アルツハイマー病の「確定診断」は死後の剖検（解剖）所見でしか下せないものだ。私たちがいつもしているのは臨床診断であり、確定診断からみれば「疑い」なのである。

どうしても本人に病名告知をするなら、認知症の人本人の心情をよくよく考えた配慮が欠かせない。最低でも、安直な告知が人格や人生を否定することになりかねないことを肝に銘じて、本人の能力のうち障害されたのはごく一部であること、認知症という病気には否定的な側面ばかりではないことなどを、告知と同時にていねいに説明しなければならない。それができないなら、告知などすべきではない。

このような態度は、病名告知においてだけではない。画像所見や認知機能検査の結果を伝えるときにも、問題点や否定的所見を強調するのではなく、長所や肯定的な所見を同時に伝えて、本人の自尊心に配慮し、衝撃を最小限にすることである。正確に示すだけなら、人である医師が行う意味がない。

ところが現在の認知症診療で、このような心情への配慮ができているかどうかははなはだ疑わしい。リハビリテーションで笑顔とやる気を取り戻すという趣旨の編著がある山口晴保氏（群馬大学大学院保健学研究科教授）[6]は、「早期発見、早期対応」が叫ばれる現状で、早期発見が「早期絶望」になっていないかと警鐘を鳴らしておられる。

第4章　ＢＰＳＤを生む対人心理のゆがみ

精神的反応としてのＢＰＳＤ

認知症で生じるＢＰＳＤには、不機嫌、イライラ、抑うつなどの比較的軽いものから、暴言、妄想（物盗られ妄想、嫉妬妄想）、暴力、徘徊など重度なものまで、さまざまなものがみられる。このＢＰＳＤに対する大方の見方に、大きな誤解があるように思われる。それは、認知症という脳器質性の疾患、脳の神経機能障害によってＢＰＳＤが生じているという考え方である。これに従うと、認知症と診断されたとたん、本人の不適切な言動や周囲にとって都合の悪い訴えなどはすべて認知症のせいだ、病気のせいだ、とされてしまいがちで、認知症の人の言うことはまともに取り上げられなくなってしまう。

このような見方や態度は、本人の尊厳と存在を軽んじるもので、大きな間違いをはらんでいる。とくに本書で中心に述べているアルツハイマー病の場合、軽度から中等度ならば、脳機能の障害は脳全体からすればごく一部、それも記憶を中心とした部分であって、本人のものの見方と考え方、感情や他人への配慮や気遣いにはほとんど影響を及ぼさない。それが明らかに乱れてくるのは、重度になって以降である。たいていの場合、ＢＰＳＤと呼ばれるものは、脳の神経機能障害から生じているのではないのである。神経機能障害は一部の背景になっているにすぎない。

ところが、認知症専門医の間にすら、脳器質性障害そのものによってＢＰＳＤが生じるという認識が広まっている。たとえば、二〇一三年に「認知症診療のエンサイクロペディア」と銘打ち最大手医学系出版社から出版された『認知症ハンドブック』(7)には、アルツハイマー病のＢＰＳＤの症状について、次のような記載がある。

「診察室で座っていられない、患者が診察室で付き添いの妻に対して突然大声をあげるなど、焦燥、興奮も初期からしばしばみられる」

このような無理解で一方的な記載が国内最高とされる認知症の成書（教科書）になされていることは、わが国の認知症臨床の貧しさを象徴するもので、本当に嘆かわしい。もしこのような行動が本当にあったとしたら、それには何かよほどの事情や理由があると考えるのが、まっとうな想像力のある専門家のすることである。付き添いの妻に何かいやなことや侮辱的なことを言われたのではないか、あるいは家庭内や受診までの過程で妻との間にあつれきや確執があり、それが尾を引いたのではないか。または、いまだに受診に納得できておらず、順番を待たされて診察室に入ったところで忍耐が限界になったのではないか。いずれにしても、そこには切羽詰まった理由があったからこそ異常な行動に出たのであり、何もなく軽度の人が診察室で「突然大声をあげる」という事態が起きるはずがない。

そんなことは、アルツハイマー病の人を日々診ている医師なら誰でもわかる。その人たちが対外的な場で、いかに周囲を気遣い、礼節を守って行動できる人か、いつもにこやかで明るく振る舞える人たちか。このような事態が脳器質性の障害のために起こるという臨床家がいるとしたら、その臨床家は認知症の人をろくに診ていないか、よほど想像力の欠落した臨床家というほかはない。それこそが認知症の人の尊厳に対する軽視そのものである。

なぜ、ＢＰＳＤという脳の症状としてとらえられるような状況を招いてしまうのか。それは、認知症が脳器質性の疾患だという固い思い込みが多くの専門医にあるからである。たしかにそれは半分は正しい。しかし半分は正しくない。

認知症の臨床と研究をかつてリードした一人である飯塚禮二氏（元順天堂大学医学部精神医学教室教授）は、認知症の症状を二つに分けて説明された(8)。一つは脳器質性の症状、もう一つは精神的反応の症状である。飯塚氏によれば、認知症の人の反応性の症状は、急激な環境変化に直面したとき、また失われた能力への過度な期待がかけられたとき、拒絶されたり無視されたりしたときに生じる。周囲の人が示す期待や拒絶などの感情的事象を感覚的に把握する能力は、かなり後期まで維持されるため、精神的動揺を生じて短絡的行動をとり、また妄想的発展に至るとする。これは、人間を見る目と豊かな想像力をもった誇るべき先達の卓見である。そしてこれが、現在BPSDといわれる「症状」の本体のほとんどであろう。

このことを理解せずに、BPSDの対応はできない。BPSDをなくすこともできない。さらには、このような精神的反応とは、別に認知症の人に限って起きるものではない。健康な人も含め、誰にも起きる可能性がある正常な心の反応の範囲である。BPSDの対応には、認知症の人本人の心情への理解と想像力、それをもとに形成される症候の見方（症候学）が欠かせないのである。

このような重要な指摘が見逃されたままになっているのはなぜか。認知症を診る医師は、伝統的に生物学的研究の基盤をもち、精神・神経疾患に対して生物学的アプローチをする人が大多数だったからである。典型的には、死後脳の剖検による神経病理学を研究していた人が大半を占める。神経病理の研究が認知症医学の発展に多大な貢献をしたことは言うまでもない。多くは神経内科を標榜する人たちであったが、一部の精神科医も含まれた。

その中には、前出の小阪憲司氏のようにレビー小体型認知症（小阪氏自身は「びまん性レビー小体病」と命名）を発見するという輝かしい業績を残した人など、成果をあげた人も少なくない。しかし、これらはすべて生物学的研究の側面の成果であり、臨床や実際の診療において欠かせない認知症の人々の精神的反応の側面に注目した人は少なかった。飯塚氏は、「人」としての認知症をも理解し探究した例外的な研究者だったのである。

ちなみに、代表的な認知症であるアルツハイマー病を発見したアロイス・アルツハイマー自身が精神科医であり、統合失調症と躁うつ病の二大精神病を確立したエミール・クレペリンの門下において、剖検によって脳に原因物質を有するアルツハイマー病を見出した（クレペリンもまた、統合失調症や躁うつ病が同様に脳内に原因を見出せる疾患であると考えていた。この考えはいまも踏襲されているが、その原因はみつからないままである）。クレペリンやアルツハイマーの時代、精神疾患の研究においては、その原因を脳、すなわち生物学的要因に求めることが主流だったのである。一方で、もとの性格傾向に特殊な体験が重なることで生じる心因性妄想論（エルンスト・クレッチマーの「敏感関係妄想」[9][10]に代表される）の流れも生まれるが、現代に主に引き継がれたのは生物学的潮流であり、成因を排した米国発のＤＳＭ（精神疾患の診断・統計マニュアル）診断方式が世界の流れになったいま、心因論は主流から遠く離れている。

「キットウッドの公式」の重要性

認知症の初期から中期においては、ＢＰＳＤで脳神経障害や脳機能の欠損からくるものはむしろ例外的で、重要な要因は人との関係性の悪化にある。周囲から間違いを指摘され、不安が増す中で、周囲の接し方が変化し、以前の「頼れる人」は孤立して役割を失い、最悪の場合「お荷物」扱いにさえなり、安心できる居場所もなくなってしまう。それらがＢＰＳＤを生む背景になる。認知症症状を生むこうした要素を端的に示したのが、認知症ケアで重視される「キットウッド（Kitwood）の公式」（図２）である。

D ＝ P ＋ B ＋ H ＋ NI ＋ SP

D ：Dementia　認知症症状
P ：Personality　性格
B ：Biography　生活史
H ：Physical Health　身体の状態
NI：Neurological Impairment　神経学的障害
SP：Social Psychology　対人心理要因

図2　キットウッドの公式

これは、パーソン・センタード・ケア（「その人らしさを尊重するケア」）を推進した英国の臨床心理士トム・キットウッドが一九九六年に考案した基本的な認知症ケアの指針である[11]。きわめて常識的で重要な指針と評価され、世界でも注目される考え方になっているが、わが国の認知症臨床の場にはほとんど浸透していない。

キットウッドは、認知症症状が五つの要因の重なりで生じるとし、性格（P：personality）、生活史（B：biography）、身体の状態（H：physical health）、神経学的障害（NI：neurological impairment）、対人心理（SP：social psychology）の構成要因を挙げた。性格と生活史は主に症状の様態に反映され、身体状態、神経学的障害、対人心理は症状の重症度と関連する。キットウッドは、「認知症に関連して症状が悪化することすべてが、神経病理過程の結果として起こるとは考えられない」と指摘し、認知症症状が神経学的障害（NI）からだけ生じるのではなく、対人心理（SP）が大きく関与していることを主張し、対人心理がもっとも忘れられていることを強調した。認知症の関連症状にとって、対人的対応の仕方、ケアの質こそが重要であることを指摘したのである。

social psychology という用語は邦訳として「社会心理」とされることが多いが、social には「他者との交流、社交」の意味が基本にあり、また認知症高齢者にとっての「社会」は、家族や近隣、介護関係者との対人交流関係にほかならないと考え、「対人心理（学的）要因」と訳すこととする（精神科領域で同様のsocialの解釈は、social phobiaを対人恐怖とし、social responsivenessを対人応答性とする翻訳にみられる。これらを社会恐怖、社会応答性と訳せば、それは不適当な訳であろう）。

さらに、旧来のケアにしばしばみられた認知症症状を悪化させうる対応を「悪性の対人心理（malignant social psychology）」（表1）と呼んで、その接し方を強く戒めた。このような対応は、本人の尊厳を損なうばかりか、苦痛を伴う不快な気持ち（対人心理）しか生み出さず、BPSDを中心とする認知症関連症状を生じる大きな要因になる。

「さすがにこんなひどい対応はしないだろう」と思われるで

表1 キットウッドが唱えた「悪性の対人心理」

だます
できることをさせない
子ども扱いする
おびやかす
レッテルを貼る
汚名を着せる
急がせる
本人の主観的現実（思いや希望）を認めない
仲間はずれにする
物扱いする
無視する
無理強いする
放っておく
非難する
中断する
からかう
軽蔑する

あろうか。たしかに徐々に意識の改善は進んでいる。しかし、キットウッドが公式を提唱した当時（一九九六年）にはまだまだ病院や施設で、人間としての尊厳を無視したような対応がふつうに行われていた。キットウッドも著書の中で、施設内の同じ部屋の中で仕切りもなく、排便のためにポータブルトイレに並んで座らされたまま、食事の介助を受ける認知症の人の姿を描いている。介助する二人の施設スタッフは、介護と関係のない雑談をしながら、早く食べてと急かしている。

これは英国の施設の様子であるが、日本でも事情はまったく同じか、むしろひどかった。キットウッドが公式を発表するより早く、一九九四年の『朝日新聞』「コラム　私の見方」（七月一四日付）で生井久美子記者（学芸部）が描いた高齢者の病院の様子には、「痴呆症のお年寄りが縛られ」「食事は粉薬まで入れる混ぜご飯」「尿意があるのに『おしめにしなさい‼』といわれ」「カーテンをせずにおしめを換えられ」「人生の大先輩に命令し、赤ちゃん言葉で話しかける」と記されている。記事は、このような介護のひどい実態を「地獄」と表し、これが「豊かな国」の介護か、と憤慨する。これらはまさに、物扱いし、無視し、無理強いし、できることをさせず、レッテルを貼り、汚名を着せ……キットウッドのいう「悪性の対人心理」そのものである。しかし、これが二〇年前の過去のことといえない現実が、実はいまもあると言わざるを得ない。生井記者の震える怒りは、現在にも向けられる必要があるのだ。

ユマニチュードの実践に学ぶ

一方で、好ましい対応や介護の模索もある。その一つはフランスで考案された「ユマニチュード（humanitude）」という介護手法（介護哲学）である。最近のＮＨＫ「クローズアップ現代」（二〇一四年二月五日放送）でも「見つめて　触れて　語りかけて～認知症ケア〝ユマニチュード〟～」というタイトルで放映されて話題を呼んだ。これは、接し方として、「見下ろすのではなく、視線の高さを合わせて正面から見つめる」「介助をするときは、心地よく感じる言葉を穏やかな声で語りかけ続ける」「動かすときは、手首をつかむようなことなどをせず下から支えるように触る」「筋力、骨、呼吸機能を鍛えるために立たせることを努める」といった内容を基本とする介護手法である。

これを初めて聞いたとき私は、どうしてこれが今注目されるべき介護手法なのか、当たり前すぎることではないのか、と驚いた。このような対応は、これまでも看護や介護の領域で、患者の尊厳を守り、回復を進める接し方として、つねに言われ続けてきたことであろう。ところが現実には、それが掛け声だけで、貧しい実践しかなされていなかったということなのかもしれない。

たしかに現在も病院の現場では、悲しいことに、介護・看護する人たちが立ったまま車いすやベッドの患者さんに食事を介助したり、話しかけることもなく清拭を続けたりする光景や、歩行リハビリができる時期なのに始めようとしなかったりすることが、しばしばみられている。これには、人手が足りないこと、勤務体制によって十分な時間がかけられないことなど、看護者・介護者個人の努力を超えた要因があるのも事実である。しかし、こうした不適切な対応をしていながら、拒否されたり抵抗されたり暴言を受けたりしたとき、それを安直に認知症のＢＰＳＤだと決めつけるような一方的な態度だけは許されない。

ユマニチュードの提唱者であるイヴ・ジネスト氏（ジネスト・マレスコッティ研究所所長）は「この対応をすることで、介護にかかる時間は大幅に短縮できる」と言う。本人の尊厳を守る対応やケアをすることで、その人本来の人間性＝（ヒ）ユーマニティ（humanity）が現れ、穏やかな態度、生き生きとした表情や意欲が生まれる。ユマニチュードの理念の核心はここにある。「攻撃的な人はいない。自分を守ろうとしているだけだ」というジネスト氏の言葉は、BPSDを考える際にも多くの示唆を含んでいる（いずれもジネスト氏の発言は「クローズアップ現代」から）。

対処に困るようなBPSDがあるとき、本人の尊厳を考え、心情を尊重した対応ができているか、またキットウッドが挙げた「悪性の対人心理」すなわち望ましくない対応がないかどうかを、まず考えなければならない。認知症の人を外来・入院ともに数多く診ている水野裕氏（いまいせ心療センター／認知症センター）は「BPSDが多くて困ると言う施設、病院はまず自分たちの行動、環境を振り返ったほうがよい」と指摘している[12]が、これは施設や病院だけにとどまらない。在宅介護においてもまったく同様である。

妄想を生む心理的背景を考える

認知症、とくにアルツハイマー病の人に典型的に生じやすい妄想は、物盗られ妄想（盗害妄想とも呼ぶ）と嫉妬妄想である。BPSDの一つとされるこれらの妄想も、脳器質性の障害からくるという生物学的な見方だけでとらえるのは、筋違いである。生物学的観点からの説明もなされるが、少なくともそれのみで考える見方は浅薄すぎる。環境的・心理的背景をまずは考える必要がある。

精神科医は「妄想」と聞くと、統合失調症や妄想性障害などを直感的に思い浮かべる習慣がある。これらの疾患は脳の病気であるとされるが、正確にいうと、精神医学では「内因性疾患」すなわち脳の病気であるが原因がいまだみつかっていないもの、と考えるので、脳器質性の問題と見るのとは違う。ところが、内因性疾患の治療は、脳器質性疾患同様に身体治療、すなわち薬物療法が主体になる。ここに、精神科医のもう一つの習慣が頭をもたげる。つまり、妄想と聞くとすぐに薬でなんとかしようという短絡的な発想である。こうなると単なる習慣ではおさまらない。第6章で述べるが、「症状に処方」という安直な悪習と言わざるを得ない。

神経内科医や脳外科医の大半は、妄想にふだん慣れていない。妄想が明らかになったとき彼らは、精神科医に相談（あるいは患者を紹介）するか、知っている範囲の薬物で対処しようとするのがせいぜいであろう。そのとき、妄想は認知症の脳機能の障害からくるものとしか考えられていないことがほとんどなのである。

このような妄想の理解は、心理的背景を考えなければ始まらない。妄想が出現するとき、その陰にほとんど決まってあるのは、精神的孤立感と不安感である。物盗られ妄想では、脳機能の一番の障害である記憶障害がその一つの契機になっているということはいえる。置いた場所や隠した場所を忘れてわからなくなり、さらには置いたり隠したりしたことも忘れてしまう。大切なものがない、と探し回るという状況になるが、そのすべての人が物盗られ妄想を呈するわけではない。妄想に発展するには、何か別の背景がないとおかしい。記憶障害がそれほど強くない人でも妄想を呈することがあるのをみると、原因は記憶障害のみにあるとはいえない。

このような妄想を呈する人は、生活が満たされていないことがほとんどである。楽しみや張り合いがない生活、不自由がないようにみえて退屈で何もすることがない日々、自分がしたいことはなかなかできず、家人に指図され、あるいは頼り切っている生活。自分という存在が薄くなり、満足感もなくなっていく。大事なものがなくなると、それしか考えることがなくなってしまう。さらに、もし介護をしてくれる家人が指摘したり注意したりする対応をしていれば、反発が生まれ、「邪魔にされている」という被害者意識が生まれても不思議ではない。それは妄想を生じるに十分な理由となる。

認知症臨床に長く携わっている前出の松田実氏は、「そんなこと（引用者注：物探し）をしないと心が満たされないという心理状態に陥ってしまっていることこそが、問題なのである」と、本質を突いた指摘をしている。[13]松田氏は精神科医ではなく、失語や失行などの臨床・研究を専門とする神経内科医である。

ケアの視点から認知症について発信を続ける三好春樹氏（生活とリハビリ研究所）は「人間関係が閉鎖的で」「介護をしてもらうという一方的な関係が続いている場合」に妄想が出やすいことを指摘している。[14][15]嫁やヘルパーなど決まった他人に依存することを素直に受け止められず、「迷惑をかけている」という後ろめたさがあり、その心理的負担を解消するために妄想が生まれるとする。このため、「人まかせにせず熱心に介護を続ける介護者ほど『泥棒』と呼ばれることが多く」なるというのである。

こうした説明は、身体科医師のほうが受け入れやすいようである。生物学的アプローチばかりしている精神科医にとっては、このような妄想の心理的解説はすんなり理解できないかもしれない。そういう精神科医は、クレッチマーの「敏感関係妄想」[9][10]に代表される心因性妄想論の系譜を少し勉強したらどうだろう。一見了解不能とみえる症状を、その人の体験や置かれた状況によって理解しようとする臨床的かつ学術的な流れは確固としてある。

老年期に多い妄想性障害（ＤＳＭで用いられる診断用語）あるいは遅発パラフレニー（従来の診断用語）が、独居を含む孤立状態で、難聴など感覚器の異常をもつ女性に多いことはよく知られている。英国の精神科医マーティン・ロスは、この疾患を内因性とだけ考えるのではなく、性格因性、反応性の型があることを論じている[16]。対人的孤立とか難聴などの環境因、状況因が妄想形成に重要な役割を演じているとみられるのである。

遅発パラフレニーとほぼ同じ概念を、ドイツ語圏の精神科医ヴェルナー・ヤンツァーリクは接触欠損パラノイドとして提唱した。接触とは対人的・社会的接触のことで、その欠損としての孤立状況を問題にしているが、その中でヤンツァーリクは「妄想のなかに失われた対人関係が形を変えて再生している、妄想は症状であると同時に孤独を軽減し自殺を防止する機能を持っていることを指摘している」（精神科医・古茶大樹氏＝慶應義塾大学医学部精神神経科学教室[17]）。心因を大きな要因として妄想を生じ、その妄想は本人の人生において孤立した環境を改善する治療的な働きをもつ――これは、認知症の妄想を考えるときにも十分考慮すべき見方である。

たいていは配偶者との間で生じる嫉妬妄想もまた、自己肯定感を失っていくなかでの孤立感、これまでの配偶者との関係性が変化して「（心理的にも物理的にも）置き去りにされるのではないか」という不安感と怒りが強力な心理的背景になっている。買い物に行くというが、男に会いに行っているのではないか。どうして着替えて着飾って出ていく必要があるのか。電話がかかってきても私に教えようとしないのはおかしい。配偶者は、こうした訴えに対して「何を馬鹿なことを言って」と相手にしない態度で応えてしまうことが多い。それによりさらに、表面的な「疑い」は増強する。実は増強しているのは、疑いではなくて、孤立感と不安感なのである。

このような場合、物盗られ妄想と同じで、自分の役割と存在が薄らいでいることがほとんどである。他人との交流がほとんどなくなり、唯一の人間関係が配偶者との関係になっていれば、配偶者との会話や接触だけが生活の頼りになってしまう。その関係もまた、否応なく以前の関係とは変わってしまっている。孤立感や不安感はいつ強まっても不思議ではない。

自分が主役である場所をつくる

物盗られ妄想でも嫉妬妄想でも、重要なのは自己肯定感を取り戻せる張り合いのある生活である。一方的で閉鎖的な人間関係から離れられる「居場所」をつくり、そこで役割を発揮し、一瞬でも他人に注目され、主役になれる時間をつくりたい。これには、同じ認知症の人が通うデイサービスが最適である。あるいは、デイサービス以外で望ましいのは、本人の認知機能の低下を十分理解して受容的に接してくれる仲間との場である。人との交流をさせるならばと、無理に一般的な老人会や碁会所、カラオケの集まりなどに送り出すのは、失敗したり恥をかいたりすることになりかねず、逆効果になることに注意する必要がある。

一方、同居している家人や配偶者は、本人が妄想を生まざるを得なかった心情を理解して対応したい。泥棒扱いされ、浮気者扱いされて、なかなか本人の心情に寄り添えなくなり、むしろ反対に本人にネガティブな感情を抱いて関係がこじれてしまっていることも少なくない。しかし、本人がみせる反発的態度や攻撃性、妄想の裏には、寂しさや孤独感、疎外感と喪失感があることを知ってほしい。このような本人の陰性的な感情は、周囲から見えにくい。認知症専門職はプロとして、見えにくく本人がなかなか口にしないその感情を推し測り、慮ることができなければいけない。医師もまた診療の中で、家族ら介護者の苦労は苦労として共感し労いつつ、妄想の背景にある本人の心情を理解してもらう努力をすべきである。それは本人の自己肯定感と居場所の回復につながり、妄想は徐々に消えていく（必要がなくなってくる）のである。

もっとも不適切な対応は、妄想だからと短絡的に薬（抗精神病薬）で対処することである。一方的に介護者の側に立つばかりで認知症の人への理解がないなら、情性の欠如した、認知症を診る資格のない医師と断定するしかない。とくに精神科医は一番注意を要する。妄想を短絡的に脳器質性とか内因性のものと判断しがちだからである。認知症の妄想は反応性、心因性の色彩が非常に強いことを知り、認知症の人の陰性的な感情に寄り添うことが、妄想を含むＢＰＳＤの本質的な治療の第一歩なのである。

ただ、攻撃性や興奮が強いときなど、薬物対応が必要で有効なときもある。その場合は、過鎮静や錐体外路症状（パーキンソニズムやアカシジアなど）の副作用に十分注意し、本人にもなんらかの説明をしたうえで低用量から処方をする。

密着した介護を避け、デイサービスを

認知症の介護にはとくに当初、大きな負担がかかることは確かである。つらい現実にぶち当たれば、誰もが「戸惑いと現実否定」の気持ちに襲われる。介護する家族は、どうして私だけがこんな苦しさを味わうのかという「拒絶と怒り」を経て、やがて「開き直り」

の気持ちに至り、最後には「理解と受容」ができるようになる。認知症という現実を前にした家族や介護者のそうした過程を支え、前進を促していくのが、認知症を診る医師など認知症関連専門職の大事な仕事の一つである。

認知症の人を変えようとせず「いまのあなたでいい」と受け入れて、本人の心情と言動に合わせてかかわることで、結局は介護が安楽なものになることが多い。認知症の診断を、割り切りと覚悟で受け入れ、受容した介護、さらに公的サービスを利用した助力を得た介護をすることで、報われない疲れではなく心地よい疲れが訪れるようにしたい。

診療や面接において認知症の専門職は、家族や介護者に対し、介護の苦労や努力を認めて労いつつも、介護者が本人をなんとかして「治そう」としていないか、「いまのままでいい」と受け入れられているか、そのうえで「慰め、助け、共にする」という気持ちで接することができているかどうか。それらを確かめ、もしそうでない場合は、ていねいにその理解を促す必要がある。これは介護の悩みが受容へと変わる第一歩である。前にも述べたように、介護者が認知症の人を受容できるようになると、介護者の表情が変わるだけではない。介護を受ける人の顔も穏やかになる。不機嫌や易怒性が目立った人でも、嘘のように変わることが少なくない。

ただし、本人の心情に即した介護は、家族のみで行おうとすると密着度が高くなりすぎ、長時間の介護に疲労も強くなり、本人も介護者に依存的になりやすい。密着した介護にならないためにも、具体的には介護保険を使った公的サービスの導入を積極的に勧める。とくに効果が期待できるのはデイサービスである。日中起きていることでの昼夜のリズム、通所と所内での軽い運動によって活動性と体力の維持、スタッフや通所者との社交的接触、出かける先があり、人との交流があることでの役割の獲得など、利点は大きい。

その際注意すべきことは、家族が無理に行かせようとしないことである。ケアマネージャーなど第三者から「ぜひ来てほしい」「みんなが待ってるよ」という言い方で勧めてもらう（第8章に詳述）。あくまで二次的だが重要な効果として、介護者に自由な時間ができ、介護に余裕が生まれることも大きな作用である。

家族の嘆きに答えて

本人の心情に寄り添う介護、本人の自尊心を尊重する介護をしようと努めていても、家族はつい本人にきつい口調で言ってしまったり、我慢できず叱責してしまったりすることがある。短時間だけデイサービスで預かる介護施設のスタッフとは違い、長時間、場合によっては終日ずっと一緒にいなければならない環境では、いつも優しく、いつもていねいにとはいかなくても仕方がない面はある。また、長年一緒に暮らしてきた家族だからこそ、言っても許される厳しい言葉というものもあるのかもしれない。いくらひどい言葉を投げつけても、背後にある肉親の情は変わらないからである。しかし、それが本人にどう受け止められるかをつねに気遣っていなければ、本人の心の傷はいつまでも癒やされない。それはBPSDの火種になってしまう。

介護の悩みが堂々巡りになりやすい家族の訴えに、私は以下のように答えるようにしている。

「薬を飲んでもいつまでもよくならないんです」

↓いつよくなるかと思いわずらわず、今がふつうなんだと思いませんか。

↓できないことがあっても、元気で楽しく暮らすことを考えませんか。

↓あなたご自身も自分の時間や趣味をぜひ増やしてください。

回復したい目標は何かをわかってもらいたいのである。薬で改善することなど望めない、せいぜいが現状の認知機能を維持するだけ。それは説明を受けてわかっていても、薬というものは症状をよくするものという長年の「薬剤幻想」から離れられない。それも無理からぬところであるが、認知症の人に何を求めるのかを再度考えてもらいたい。記憶が回復したり、てきぱき家事や仕事ができるようになったりすることを求めるのではなく、できないことがあっても助けてもらいながら、生き生きと張り合いをもって生きていけることを目指したいのである。介護する人もまた同時に、本人の物忘れやできないことを終始気にして嘆くのではなく、ご自身の趣味の時間をもって介護を忘れる時間をつくってもらいたい。

「プライドばかり高くて困る（何もできないのに）」

↓プライド（自尊心）は人にとってとても大切なものではないでしょうか。
↓プライドをなくした人間ほど悲しいものはありません。
↓自分を支える最後の頼りがプライドでしょう。

できないことが増えているのに、口ばかり達者で自分の主張を変えない、ということが家族には我慢できないことに思えてくるのである。しかし、本人はその点だけが自分の支えなのだということをわかってあげてほしい。周囲から尊敬され、頼りにもされていた以前の関係が、認知症発症とともに崩れつつあるとき、自分の存在意義や役割がだんだん消えそうになっていく。その寂しさとつらさを少しでも持ちこたえさせるものがあるとすれば、プライド（自尊心）だけである。ここまで自分は頑張ってきた、尽くしてきた、という自負心である。それすらも否定されれば、それは本人にとって存在を否定されたにも等しいだろう。人としてプライドがあるのはむしろ喜ぶべきことであり、本人の心情も考えあわせれば、それを嘆くのはまったくの的外れである。

「外づらだけよくて、うちではわがままばかりです」

↓私たちも含めて誰もがそうではないでしょうか。

↓礼節を保てるということは素晴らしいことなのでは。

↓あなたを信頼しているから何でも言えるのです。

介護に悩む家族は、本人の美点をも素直に受け取れなくなりがちである。目につくことや気になることすべてが、認知症のせいで起こった困ったことと考えてしまう思考に陥りがちである。このような訴えはその典型であろう。本人は「困った人」で、私たちは「介護で苦しむ人」という構図の中に身を置いてしまうと、いろいろなことで見方がゆがんでしまう。本人のできている点や優れている点に改めて気づいてもらうこと、困ったように見える言動が、少し冷静に考えれば自然なことでもあると知ってもらうことを診察では心がけたい。

「誤りを認めないで、取り繕うことばかり上手で……」

↓間違ってもいいと思ってあげてくれませんか。

↓正常と見てほしいと思うのは自然なことですね。

↓誰だって人前で恥はかきたくないものです。

認知症の人が質問に窮したときにしばしばみられる取り繕いは、病気や物忘れの認識がないからするのだと、昔の認知症専門家は指摘した。しかし、実際に認知症の人に接すると、軽度から中等度の人なら自分で物忘れによく気づいていることがほとんどであることはすぐにわかる。気づきながら自分で治せず、他人に指摘されて恥ずかしくていたたまれない思いを繰り返す。そして、周りが自分をどうみているかがつねに気になるようになる。だからこそ、恥をかきたくない、間違いを指摘されたくない、よく見られたいという思いから取り繕いが出る。それは見え透いた姑息な言い訳に映ることが多いが、能力低下に気づいているからこそ取り繕うのだということは理解してあげてほしい。

「探し物ばかりして、私を盗んだ犯人にします」

↓やることがなくて不安ばかりの生活になっていませんか。
↓楽しみや満足できることをみつけてお膳立てしましょう。
↓デイサービスにぜひ見学に行ってください。

なぜ一日探し物ばかりになるのか。たしかに記憶障害で置いた場所を忘れるということはあるだろう。しかし、ほかに満足や楽しみのない生活が一番の要因である。探し物に疲れると、家族やヘルパーなど一番身近な人にそれを訴え、ついには盗ったのではないかという「思い込み（妄想）」につながってしまう。このような疑いの進展も、ほかに取り組むべきことがないのが大きな背景になる。世話をしている家族の受ける衝撃と反発もよく理解できる。その場で証拠を見せたり話したりして、その考えを修正しようとしがちであるが、それはむしろ逆効果である。その場でなんとかするのではなく、ふだんの生活に注目してほしい。「他人にお世話になるばかりの自分」から「好きなことを自分でする自分」に変えてあげてほしい。その場や機会を周囲がお膳立てをしてつくってあげるのである。デイサービスは有力なその候補となる（「妄想」だからと抗精神病薬を投与するのは、攻撃がどうしてもおさまらないときの最後の手段である）。

「私が出かけると、女に会いに行ったとか言って怒るのです」

↓ふだんよくお話しされていますか。
↓一緒に何か楽しみをされていますか。
↓今晩から同じ部屋で布団をくっつけて寝てあげてくれませんか。

認知症は基本的に「ひとりぼっちになる病」である。身近な誰かが、気持ちを理解してあげようという姿勢がないとき、その孤独感と疎外感はますます高じる。夫婦での生活ならなおさらである。「寂しいから話をして」「私をもっと見ていて」「僕のそばにずっといてくれ」――そんなストレートな言葉を相手に言えたら、それも解消するかもしれない。が、言える高齢者は認知症でなくてもまずいない。その思いが配偶者への嫉妬（妄想）というかたちで現れる。この原因に気づかないと、「何を馬鹿なことを言っている」「私をそんな女だと思ってるの」という反発からいがみあい、ますます本人の孤独は悪化し、悪循環になる。口論も話題にすることもやめ、目を見て向かい合い、話をし、適度な体の触れ合いをすること。それが関係のもつれを癒やす方法である（抗精神病薬投与は、前項同様に攻撃が強まったときの最後の手段でしかない）。

第5章　もっと厳密にすべき認知症診断

認知症診断があいまいな現状

本書では、加齢とともに増える認知症を特別視せず、あるがままに受け入れていこうという主張を述べてきた。しかし、それは正常な加齢まで認知症と考えてもいい、認知症の境界を厳密にせず対応しようということではない。認知症にならないほうがいい、ということは改めて言うまでもないことで、認知症を診る医師が、正確で厳密な認知症診断をすべきなのは当然のことである。

一般の人々は、高齢者に物忘れがみられたり、事実に合わないことを言ったりするのをみると、「もう歳だから、認知症ではないか」と安易に感じたり言ったりすることがある。医学の素人はそれでもまだいい。しかし、認知症の専門職はもちろんのこと、すべての医療関係者が、高齢なのだからと安易に人を認知症扱いすることや、認知症でない人を認知症と診断するようなことはあってはならない。むしろ、認知症の診断に対して慎重な態度を保ち、影響を与えている要因がないかをよく考え、診断は厳密に行うべきである。

ところが、そうはなっていない現状がままみられる。未熟な医療者は医師でも看護師でも、高齢者の間違った言動をみると、すぐに認知症扱いしてしまいがちであり、またベテラン医師ですら安易な診断をしているケースにまれならず遭遇する。認知症ではない「治る認知症状態」を招く身体状況はいくらでもある。それをつねに想定できてこそ医療者であり、つねにきちんと除外できてこそ認知症専門医と呼ばれる価値がある。

「治る認知症状態」を疑うべき状態としては、アルコール多飲による健忘症候群、さまざまな身体疾患による軽度せん妄（意識障害）、甲状腺機能異常、ビタミン欠乏症（ビタミンB1、B12）などの内分泌・代謝性疾患、慢性硬膜下血腫、正常圧水頭症など脳外科的疾患のほか、うつ病など精神疾患、認知低下や意識障害をもたらす薬剤誘発性の状態もある。これらは、背景となった疾患や状態を十分に治療することで、認知面の問題が大きく改善または解消する可能性が高く、認知症ではない（あるいは「治る認知症」という言い方もある）。認知症の疑いのある人を診察する医師は、つねにこれらの可能性を想定しながら、臨床的情報を聴き取り、本人の問診をする必要がある。認知機能のスクリーニング検査と画像所見ばかり重視して認知症と判断するような安直な診療をしてはならないことは、言うまでもない。

画像や認知評価で診断はできない

診断にもっとも重要なのは、臨床症状の経過と現在の症候である。症状の経過は、家族ら介護者からの情報が非常に重要になる。本人の面接がもっとも大切なことは述べてきたが、家族ら近くにいる人の情報なしで診断はできない。ただし、家族の情報が本人を傷つけることになりそうなときは、席を別にして聴取するようにする。

症状が単なる物忘れや度忘れでなく、生活のなかで日常的になんらかの支障が出ているかがポイントである。さらには、ほとんどの認知症に備わる「潜在性の発症と緩徐な進行」――はっきりとわからないうちに生じていて、ゆっくりと症状が悪化していく――という症状の特徴を経ているか、他の既往歴の関与はないか、生活歴から抑うつやアルコールなどの問題につながることはないか、についても確かめる。通常は、身体的問題を除外するために、頭部の画像検査（ＣＴまたはＭＲＩ）だけでなく、甲状腺機能検査を含む血液検査を施行する。診察時の行動観察も重要な情報となる場合がある。アルツハイマー病であれば、初診時に礼節をわきまえ、ていねいなあいさつをし、「困ること」を尋ねても

「何もない」と答える人がほとんどである。問答の途中で「取り繕い」（恥をかくのを嫌うことでの弁解）や「振り返り徴候」（答えに窮して同伴者に振り向く）がしばしばみられるのも診断の手がかりになる。

次いで診断に必要なのが、認知機能の評価尺度と脳画像（ＣＴまたはＭＲＩ）所見である。これらは診断を補助的に支えるもので、評価尺度の点数だけで、また脳画像による萎縮の所見だけで認知症を診断できることはない。これを間違えると、認知機能の評価尺度だけで、あるいは頭部ＣＴ所見だけでアルツハイマー病だと誤った告知をして、患者さんを絶望に突き落とすというような愚かで悲惨な事例も生まれてしまう。

評価尺度の得点はあくまで目安である。もっともよく用いられるスクリーニング検査の場合、これ以下なら認知症というカットオフポイントは決まっている（ＨＤＳ－Ｒは一九／二〇、ＭＭＳＥは二三／二四）が、学歴、職歴、生活状況によって影響を受けやすいので、それらも考慮して得点を評価する必要がある。また、検査者の態度や言葉遣い、検査時の場の雰囲気、被験者の気分・体調などによっても影響を受ける。つねに認知機能を正しく反映するわけではない。もちろん、「治る認知症状態」の人でも評価尺度は低下する。認知症の人は、点数が大きく改善するということはありえないが、「治る認知症状態」の人では当然、満点にまで回復する人も少なくない。

画像評価も、同様に認知症診断の参考にしかならない。画像所見は個人差が非常に大きい。脳は、二〇代から少しずつ萎縮する。二〇代には、頭蓋骨の中にびっしり隙間なくあった脳実質（脳ミソ）に、だんだん隙間（脳溝や脳裂の広がり）ができてくる。これは、脳実質が萎縮したためである。その隙間のでき方は、人により大きく異なる。八〇代後半でも五〇代かと思うほど隙間のない人がいるかと思えば、六〇代でもひどく萎縮し隙間が目立つ人もいる。アルツハイマー病では、記憶の中枢である側頭葉内側の海馬周辺の萎縮が一つの重要な指標になるが、それすらもあてにはならない。海馬が相当萎縮していても、問題なく社会生活を送っている人もいれば、どうみても中等度のアルツハイマー病という人が、海馬がほとんど萎縮していないということもある。一般には、海馬萎縮の度合いは診断の有力な支持材料になる。しかし、個別の患者に対する判断と一般的な知見とは別物と考えなければ、間違うことが出てくる。

「認知症」との誤診から回復した事例

「治る認知症状態」は見逃されることが少なくない。ただ、前述のような姿勢できちんと精査していれば、見逃しは避けられる。問題なのは、高齢者の記憶障害や言動の異常をみたときに「認知症に違いない」と安易に決めつけてしまうことである。もし、間違って認知症と診断されてしまったら、永遠に治る機会を奪われることになってしまう。「認知症は治らない」からである。

以下の事例にもその危機があった。私の反省例を含め紹介する。いずれも誤った「認知症」診断から劇的に回復した例である。

ビタミンB12欠乏の「認知症」

定年後数年たった六八歳の男性は、この数ヵ月で記憶や時間・場所の見当識が間違うことがしばしばみられるようになった。ごみ箱をトイレと間違えて排尿するようになって受診した。アルコール多飲歴があり、現在もビール二本と日本酒三合を毎日飲んでいた。H

DS－Rは、疎通がとれず施行不能であった。私は、CTでの軽度海馬萎縮を示唆する所見と合わせ、軽度アルツハイマー病にアルコールの影響が加わったための症状と診断した。

ところが、念のため行った血液検査で、中等度の貧血（大球性）がみつかり、原因精査のため一週間後にビタミンB12を検査したところ、異常低値であった。ある既往歴が思い当たった。一〇年前に胃癌で胃全摘手術を受けていたのである。胃粘膜はビタミンB12を吸収するのに必須な内因子（小腸での吸収のために働く糖蛋白質）を産生していて、胃を全部とった人は、手術から約五年後以降にビタミンB12が欠乏し始めるのである。

男性にビタミンB12の筋肉注射を始めた（内服では吸収せず無効）ところ、認知機能は正常化し、排尿の異常な行動も一切なくなった。私の当初の診断はまったくの間違いであった。

解説：画像所見への過信とアルコールの影響を過剰に見すぎた誤診の症例である。既往歴で胃全摘をしているという事実から、認知症専門医ならビタミン欠乏の可能性をすぐに考えられなければいけなかった。私が自戒すべき忘れられない症例である。認知症診断において、初診時の血液検査の重要さを示す症例でもある。

向精神薬が引き起こした「認知症」

夫の介護で疲れが続いた七六歳の女性は、夫の死後、うつ状態がひどくなり精神科病院に通院し、抗うつ薬や睡眠薬などが増量されていた。ある月から急に話の内容がわからなくなり、家じゅうで放尿するようになり、夜も眠れない状態になった。精神科主治医から「認知症になった。施設へ行きなさい」と言われたが、家族は納得できず、当科を受診した。

ＨＤＳ－Ｒは三点と最悪であったが、高齢者に認知機能低下を引き起こしやすい薬剤が多種処方されていて、認知症ではなく、薬剤によって誘発されたせん妄（意識障害）であると考えられ、入院としてその薬剤をすべて中止した。

当初、病棟で暴れていた女性は徐々に落ち着きを取り戻し、もとの上品なたたずまいに戻った。認知機能も正常になった。不調なときのことはまったく記憶になかった。

解説：服用薬剤にはつねに注意が必要である。胸やけや胃痛に対する薬（Ｈ２ブロッカー）や風邪薬が引き起こした認知症様症状には年に何例か必ず遭遇する。向精神薬では、抗コリン作用の強い薬剤、ベンゾジアゼピン系薬剤（とくに長期作用型）は、認知機能を容易に下げ、またせん妄を引き起こしやすい。本事例で原因と考えられたのは、抗パーキンソン薬とジアゼパムであった。自らの処方が原因で生じた急性期の認知機能低下を「認知症」と診断する医師は論外であるが、高齢者専門医は他院や他科の医師の処方についてもつねに注意し、気づいたときは減薬や中止を促す態度が求められる。

うつ病を見逃された「認知症」

七五歳の女性が、元気がなくなり食事もしなくなり「家がつぶれる、子どもが死んだ」と言うようになった。受診した高齢者専門病院では、HDS－R一三点程度で、「認知症に移行しやすいうつ病」で「最初はうつ病の治療をし、よくならなければ認知症」と言われた。入院し、抗うつ薬のSSRI（選択的セロトニン再取り込み阻害薬）とSNRI（セロトニン・ノルアドレナリン再取り込み阻害薬）で二ヵ月間治療されたが、改善はほとんどなかった。主治医から「認知症の可能性が高い。施設を探してください」と言われた。しかし、家族は納得せず、当科を受診した。

本人は悲観的で抑うつ気分を語り、うつ病性の妄想があり、高齢者のうつ病にまったく矛盾しなかったため、転院してもらい入院とした。少量の三環系抗うつ薬で治療したところ、一ヵ月で元気になり、妄想もすっかり解消した。HDS－Rは満点に向上し、知能検査でも高得点であった。

解説：前医の間違いは、「高齢者のうつ病は認知症へ移行しやすい」という近年の医学的エビデンスを過度に信じ込んだ誤りというほかはない。近年のトピックとして、うつ病はアルツハイマー病発症の危険因子であるという事実がある。多くのエビデンスから、それ自体は間違いではないが、当然ながらすべてのうつ病症例がアルツハイマー病に移行するわけではない。かつて「治る認知症」の一つとして重要視されていた「仮性認知症（または偽認知症）」という病態（うつ状態によって一時的に認知機能が低下する）もまた、現在では真の認知症に移行しやすいというエビデンス[18]が蓄積されつつある。本事例はまさにこれにあたるが、それももちろん全例が移行することはないのであり、それを鑑別できてこそ高齢者の専門医である。仮性認知症の重要さを再認識させる論文[19]も最近発表されている。

以上の三例の誤診は、高齢者を診る精神科医として許されないことである。もし、誤った診断が見直されていなかったら、この人たちはそのまま認知症として施設や病院で一生を過ごすことになったかもしれない。認知症診断が正しいかどうかが、高齢者の最終盤の人生を大きく左右することになることを、私たち高齢者を診る医師は何度でも思い知るべきである。

第6章

単純化の病——精神科臨床の大きな問題①

「症状に処方」の大きな問題点

人の複雑な心というものを扱うはずの精神科医の中に、「単純化の病」ともいうべき現象が蔓延しつつあるかにみえる。心の問題を極度に限定して見る、視野をあえて狭くして見る、原因となった心の動きには極力触れない、などの姿勢である。本来は治療の最低ラインを示しているだけの「治療マニュアル」や「治療ガイドライン」も、単純化のための道具ではないかとさえ疑われる。それさえ行っておけば問題はない、という構えを助長していないか。本来、最低ラインを踏まえて、そこから医師の「頭悩と臨床センス」を総動員して、「その人」に合った治療が始められるはずである。

精神科臨床はいま、さまざまな批判と反省のなかにいる。時間をかけ(られ)ない「患者さんをさばく診療」、薬の販売員と見まがうような「薬物療法だけの診療」、風邪と言われたら風邪薬を出すような「誰でもできる対症療法診療」、抑うつ的な症状を何でも疾患としてとらえ投薬する「〝心の風邪〟ブーム」。

最たるものは、かつて低俗番組といわれながら高視聴率を誇ったテレビ番組「8時だヨ！全員集合」のドリフターズ加藤茶さん（カトちゃん）の番組最後の子どもたちへの呼びかけをもじった「ドリフターズ診療」への批判である。この「食欲ありますか？　お通じありますか？　眠れてますか？　じゃあまた来週！」式の診療はせいぜい一、二分しかかからない。もし、否定の返事（「食欲ないんです」）が返ってきたら、その原因に話が発展することもなく「じゃ、お薬を出しましょう」となる（この時なぜか、薬に「お」がついているのも特徴である）。これらの現象に通底しているのが、単純化の病というべきものなのである。

これには、米国流のやり方の影響が大きいことは否めない。いまや世界の診断基準となった米国発のＤＳＭ診断は、症状の成因を問わないことをポリシーに謳い、なぜこのような症状が出たかという見方を捨て去った診断のための基準である。たとえば、抑うつでやる気が出ないという症状が現れたとき、その原因（成因）にはさまざまなことが考えられるはずである。原因に合わせた対応があって当然なのに、症状だけをみて診断し対処すればいいというのがＤＳＭの指針である。ＤＳＭが世界共通の診断尺度として果たした役割は否定しないが、その診断上の悪習が精神科医の診療に染みついてきていることは憂慮すべきことである。

妄想や興奮があれば鎮静をするために抗精神病薬を、うつ状態なら抗うつ薬を、不安の訴えなら抗不安薬を、それぞれ出せばいい、という単純化した思考が、さまざまな臨床の場にはびこっているようにみえる。この「症状に処方」式のやり方には、頭を働かせることも、知恵をめぐらせることも不要である。小学生にもできる「一対一対応」を覚えているだけである。

嘆かわしいことに、認知症診療でもかなりの部分、同様のやり方が横行している。家族が本人について「最近元気がないんです」と報告したら抗うつ薬を処方し、「すぐ不機嫌になります」と訴えたら抑肝散（緊張緩和・鎮静作用のある漢方薬）を出し、「怒りっぽくて暴言がひどい」と泣きつかれたら抗精神病薬を出す。BPSDに対する、このような「単純化の病」そのものの認知症診療は、もはや大きな罪である。前章で述べたように、抑うつも不機嫌も興奮も、認知症という脳の病のせいではなく、人との関係や望ましくない環境から生じた心の病だとまず感じなければいけない。

（元気だった人が）どうして元気がないのか、不機嫌になるのはどんな時なんだろうか、（もともと穏やかな人が）何が原因でそんな暴言になるのか。診察でまずすべきことは、そう医師自らが考え、また家族に問いかけ、どのような対応が本人の心情を救い支えるか、共に考えることである。薬は、必要だとしてもその後でないとおかしい。

現場の事情が優先する状況

「症状に処方」の例は、残念なことに病院や施設の現場でしばしばみられる。それは、現場の事情の要請が優先してしまうからである。人員が限られた病院や施設内で逸脱的な行動があると、その行動にずっと付き添うだけの人的余裕はないため、すぐにその困った行動を抑える必要が生じる。本来はその行動の原因がすぐに解決できる場合もあるはずであるが、それよりもその行動を「力で抑える」ことが優先してしまう。その力として使われるのが薬である。

さらに、早期に症状を抑え、平穏をもたらすのが優れた医療者であるという誤った通念もあるように思われる。これは精神症状に限らない。たとえば、ある患者が夜間、急に血圧が異常に上昇した、というとき、すぐに降圧させる薬物対応の指示を出せる当直医師は看護スタッフにとって「頼れる医師」である。医師が時間をかけて考えてばかりいたら、看護師の不安も患者の高血圧の苦痛もいつまでも解決しない。安心して他の仕事をすることができなくなる。

しかし、原因を考え、わかるまで対応をしないほうが適切であるという場合もある。その場ですぐに薬物対応された場合、血圧が下がり周囲は安心できても、実は本当の病状が進行していて数時間後にさらにひどい症状が発来するということもある。早期にその場を解決する医師が優れた医師、というのは早計な思い込みというしかない。これは身体科医も精神科医も同じである。

入院の環境変化により興奮がみられた事例

九〇歳の認知症の男性が自宅で転倒して大腿骨頚部骨折である病院に入院した。入院時は了解もよく穏やかだったが、入院に付き添った家族が帰った夕方から、急に「家に帰らなきゃ」とベッドから降り、制止すると興奮する行動が見られ始めた。少人数しかいない夜勤帯の看護師の対応が限界になり、当直医師に窮状が訴えられて、抗精神病薬ハロペリドール1A（五㎎）の点滴処置で男性は静かに眠り始めた。六時間後、覚醒した男性に再び興奮がみられたため、当直医師は精神科医師に相談して了解をもらい、再度同じ薬剤を点滴し鎮静した。ところが朝方、男性は薬剤による副作用でショック状態となり、病棟はその対応でおおいに混乱した。諸検査で原因はみつからず、点滴による補液（水分補給）だけで一〇時間後に男性は後遺症なく回復した。

解説：突然の環境変化が男性を帰宅行動に駆り立てたと思われる例である。心情に配慮した薬剤以外の対応があった可能性がある。もしそれが困難でも、静かになればいいという姿勢での、年齢を顧慮しない過剰な薬物対応は大きな問題である。抗精神病薬の効果は、その場は平静をもたらしはしても、本当の原因を覆い隠してしまうこと、副作用として過鎮静や心循環器系障害を引き起こすことがあることを忘れると、あとでもっと重大な事態になってしまいかねない。

排尿困難が「不穏」を引き起こしていた事例

夜間にBPSDがひどいとして精神科病棟に入院となった七五歳の認知症の男性は、夜間に大声をあげ多動となるため、「不穏時頓用薬（不穏の状態が現れたときだけ投与していい薬剤）」として精神科医師が用意した抗精神病薬リスパダール〇・五㎎を、看護師の判断で連日服用していた。再び入眠はできるが、効果は十分ではなく、一時間あまりあとに同じ状態になるため、再度〇・五㎎を服用して眠っていた。

四日間同じ夜間の状態が続くため、その日の精神科当直医師が深夜にもかかわらず身体診察をしたところ、腹部の膨満がみつかり、尿閉を疑って導尿（尿道から膀胱に管を入れ人工的に尿を出す）で五〇〇mlという多量の尿が排出された。その後は、リスパダールの服用なく睡眠は良好であった。日中服用している内科系と泌尿器科系の薬剤を整理し減量したところ、男性の行動の問題はまったくなくなった。

解説：認知症のBPSDとされたものはBPSDではなく、薬剤の影響で生じた排尿障害（尿閉）に伴う訴えがやや強いだけにすぎなかった。当初、精神科医や看護師は原因を考えることもなく、抗精神病薬を漫然と投与してしまっていた。医療者は、このような間違った姿勢に陥りやすいことをつねに自戒すべきである。認知症だから騒ぐのだろう、薬で抑えておけばいい、という安直な意識は、精神科に従事する医療者こそがまず捨て去らなくてはいけない。

急な不眠に睡眠薬で対応しようとした事例

ある認知症高齢者のグループホームで、急に何人もの入所者が寝つきが悪くなり、夜間歩き回るなどの行動が見られ始めた。困った夜勤の勤務者は「不眠で徘徊する人を見ていなければならず、仕事にならない」と施設長に泣きついた。夜間は日中より介護者の数が少なくなり、生活の介助や補助に手が回らなくなるのである。

施設長が、かかりつけの内科医師に相談したところ、それならと睡眠薬が投与された。しかし期待した効果はなく、むしろ夜間のふらつきや転倒の危険が増して余計に介護者は大変になってしまった。そのため、私のところに受診され相談を受けた。「どうして急に寝つきが悪くなったのか？　何かホーム内で変わったことはなかったのか？」と問うと、夜勤者に新しい人が数人入ったのだという。それが原因ではないかと私は指摘した。慣れない夜勤者が、夕食時からバタバタと雑で落ち着かない対応をしてしまうことで、入所者らの緊張感を高めているのではないか。落ち着いた対応、優しい声かけ、ていねいな介助を改めて見直すよう説いた。追加の薬物処方はしなかった。二週間で不眠や徘徊行動はなくなっていった。

解説：急に眠れなくなった原因を考えることが第一であるのに、現場の要請が優先されると睡眠薬や抗精神病薬がすぐに処方されてしまう。それによって過鎮静や転倒事故が起きる危険も大事であるが、それ以上に本人の心情や体調が顧慮されずに対応が考えられていることが一番の問題である。

薬を出す前に原因を考える

ＢＰＳＤと称される状態が現れたとき一番にすることは、薬を出す（出してもらう）ことではなく、なぜそのような状態が現れたのか、原因を考えることである。身体的な不調が原因であることも見逃されやすいので、十分注意したい。身体的問題がなければ、対人心理と環境の問題をもっとも疑う必要がある。前章で論じたように、重大な誤解は、問題となる言動すべてが認知症の脳器質的原因による症状だと思われることである。もちろん向精神薬が有効な場合もあるが、少なくとも初期からいきなり薬に頼るのは間違った対応である。

「認知症への対応　抗精神病薬に頼るな」という論説が、『朝日新聞』に載った（二〇一三年二月一五日付「記者有論」）。高橋真理子編集委員は「認知症でも、生活に満足していたら強い不安は出ないし、興奮状態にもならない。環境とケアが良ければ、本人は穏やかに暮らし、抗精神病薬の出番はぐっと減る」と主張した。亡父の介護で「抗精神病薬が使われ過ぎている」実態を見た経験があるとはいえ、医学に素人の新聞記者にここまで本質を突かれてどうするのだ。私たち精神科医をはじめプロの認知症専門職のほうが、認知症の人を見る目が曇っていないか、認知症の見方はゆがんでいないか、強く問い直す必要がある。もとより、認知症高齢者に抗精神病薬を投与すると、死亡率が一・六倍以上上昇することはすでに指摘されており、米国食品医薬品局から抗精神病薬の使用に警告も発せられている。

高橋氏が言う「生活への満足」と良好な「環境とケア」。それを実現するためには、これまで述べてきた認知症の人本人の心情に即した対応が、前提として不可欠なのである。かかわりと対応が、認知症の症状を明らかに変える。可能な限り、より長い時間かかわる（放任しない）こと、プライドを傷つけるような言動を慎むこと、感情を不安定にする言動はとらないこと。もしやたらに不機嫌であったり拒否的または暴力的な言動がみられたりする場合は、それを嘆いて嫌悪感をもつのではなく、なぜそうなのかを考えて、対応の工夫をしてみることである。

しかし、現在の認知症臨床の場でそのような指導は十分なされていない。厚労省研究班は二〇一三年に「かかりつけ医のためのＢＰＳＤに対応する向精神薬使用ガイドライン」を発表した。本間昭氏（認知症介護研究・研修東京センター長）が中心になってまとめられたもので、抗精神病薬、抗うつ薬、抗不安薬、睡眠薬とＢＰＳＤに用いられるほとんどの薬剤が紹介され、適切な用量と使用上の注意が示されている。このガイドラインの本旨は、本間氏によれば、ＢＰＳＤに対しては「非薬物療法」がまず重要であることが強調されたということであった。しかし内容をみると、残念ながら「ＢＰＳＤへの薬物処方マニュアル」の感がぬぐえない。ＢＰＳＤに困って訴える家族や介護者に対し、かかりつけ医がどう対処すべきか悩み、このマニュアルを見て処方薬を選ぶ、そのことにはたしかに貢献しているだろう。家族はそれで安心するかもしれないが、認知症の人本人は救われない。

ガイドラインには、「ＢＰＳＤに対する薬物療法の進め方」としてまず、「対応の第一選択は非薬物的介入が原則」「基本的には（抗精神病薬は）使用しないという姿勢が必要」と書かれており、また「身体的原因がない」「環境要因により生じたものではない」との非常に重要な使用条件が記されている。それらをチェックしたうえで、薬物療法を検討するというフローチャートになっている。きわめて重要なことがきちんと記載されているのである。

しかし、これを多忙なかかりつけ医が熟読し、指示に従って使えるとはとても思えない。重要なポイントの内容があまりに少なく、かつ目立たなすぎるのである。「非薬物療法が第一に重要」という作成者の意図は伝わらないと言うしかない。「対応の第一選択は非薬物的介入」とか「環境要因により生じたものではない」と一行書いただけでわかるかかりつけ医がどれほどいるだろうか。精神科医でもおそらく同じである。「非薬物的介入」とは何なのか、「環境要因により生じ」るとはいったいどういうことなのか、薬物療法のていねいな紹介と同じくらい豊かな内容でかつ目立つようにつくるべきであった。

ただ、たとえばせん妄という身体不調に基づく意識の混乱（興奮、妄想、幻視が特徴的）のように、薬でないと対処できないものもあるので、それは医師の処方の出番である。しかしそういうケースは多くない。

せめて、本ガイドラインが不要な抗精神病薬使用を増やさないことを心より祈るのみである。

BPSDへの対応「薬物療法三割、非薬物療法七割」

BPSDへの対応を「薬物療法三割、非薬物療法七割」という言い方で表したのは、高橋智氏（元岩手医科大学神経内科・老年科）[20]である。高橋氏は神経内科医である。私たち精神科医が心して聴くべき言葉であろう（認知症の診療に関して不可思議なことは、神経内科医がむしろ専門外の心理的要因により注目し、精神科医が器質的要因にばかり目をやりがちだという逆転現象である。このテーマは、第7章で改めて論じたい）。

非薬物療法というと、何か名称のついた手法的枠組みをもつ「療法」とつい考えてしまうが、それよりもすぐにできる非薬物的対処は、本人により注目し関心をもつことである。そして、本人と接する時間を増やし、話をする（あるいは聴く）ことである。それだけで治療効果があるのかどうか、医学的には研究によるエビデンスがないと信用されないので、その意味での証明は難しい。しかし、証明するまでもなく、十分な効果があることは自明なことではないだろうか。それをうかがわせる論文がある。

興味深い結果を示した海外の研究[21]である。施設入所中の認知症の人（中等度〜重度）のBPSDに対して、鎮静効果をもつ抗精神病薬クエチアピンとプラセボ（薬効のない偽薬）を投与して比較したところ、鎮静薬でも偽薬でもほとんど効果に差がみられず、六週間でどちらも大きくBPSDが改善したのである。つまり、薬効がBPSDを鎮めたのではなく、おそらくは研究のためにかかわりやケアが濃厚になったことがBPSD改善に働いたと考えられるのである（一〇週後になって初めてクエチアピンの効果が有意に勝った）。

二〇一三年の国内の臨床研究[22]でも、入院中の比較的重度の認知症の興奮や攻撃性、徘徊などを中心とするBPSDに対して、うつ状態を治療する抗うつ薬、興奮を抑える抗精神病薬、漢方薬（抑肝散）の三種を投与して比較したが、どれも効果があり、差はなかった。当然、鎮静効果の強い抗精神病薬が有意に効果を生むと思われたが、「不思議な結果」となったのは、おそらく看護師や医師が研究のために熱心に介入したことで、認知症の人との交流が密になったために生じた結果であることが強くうかがわれるのである。

接し方とか話の内容といったあいまいな項目は、研究の対象になりにくく、エビデンスとして現れてこない。しかし、このような薬剤の効果を検証する論文のなかに、隠れたエビデンスとして確実に現れているといっていい。

おかしな情報の氾濫

製薬会社からの情報も、ときに「単純化」を助長するような傾向がある。

ある製薬会社が、料理ができないとか一人で外出できないとかの「生活障害」に注目するという内容の全面広告を新聞に載せた（二〇一二年八月四日付、『朝日新聞』東京本社版）。そこには、「最近では、認知症の方一人ひとりの症状に合わせて、治療法や薬の種類（飲み薬か、貼り薬かなど）を選べるようになっています。すでに診察を受けている方にも、治療を見直すことが有効な場合があります」と記されていた。あたかも、薬を変えたら「生活障害」がよくなるといわんばかりの記述であった。これを読んだ人が、認知症の家族を薬で治そう、薬で治るかもしれない、と思ってしまうこと、介護が薬任せの姿勢に傾いてしまうことが怖いのである。たしかに、少しは改善することがまれにはあり、すべて否定するつもりはない。しかし、それはあくまで補助的な効果である。その前にずっと大事なことは、生活障害によってできないことを介護者が「助ける、一緒にする」姿勢である。そのうえで、薬も飲みましょう、ということにならないとおかしい。認知症治療に対する根本的な姿勢を間違った広告というしかない。

医師向けのプロモーションにも類似のものがある。ある製薬会社では、服薬で脳内の各種のレセプターが活性化して、神経伝達物質であるドパミンやセロトニンやノルアドレナリンが増えてBPSDにも効くと宣伝していた。うつ病の人のことならともかく、認知症の人にもともとそれらの神経伝達物質が不足しているという証拠はない。不足していないなら正常なのだから増やす必要もない。明らかなのは、抗認知症薬のうち三種の作用の中心がコリンエステラーゼ阻害作用であり、認知症の人の脳に欠乏していることがわかっている神経伝達物質のアセチルコリンを増やすことだけである。仮説にもなっていない原理は、単なる空想にすぎない。

ある製薬会社主催の講演会では、講師の医師から、無気力の症状にいいのはA薬、戸惑いと困惑にはB薬、攻撃性にはC薬（ABCはいずれも抗認知症薬）などと教示が行われた。実際には、現行の抗認知症薬四種の主たる作用機序は二つしかなく、四種のうち三種はコリンエステラーゼ阻害作用、残る一種はNMDA受容体拮抗作用である。薬剤が承認された効用は、「アルツハイマー病の認知症症状の進行抑制」のみで、無気力にも困惑にも攻撃性にも承認は下りていない。それでも、抗認知症薬の選択に困る医師たちは製薬会社主催の講演会の話を信じて実践するのであろうか。講師の医師の経験に基づいた主張をすべて否定するつもりはない。しかし、ここまで述べてきたように、認知症の人の無気力や困惑や攻撃性は脳神経障害が主因で起きるのではない。なぜそういう状況が生じたのか、背景と成因を考え、それに合った対処をすることが先決で不可欠である。成因の多くは対人心理的な環境要因が占める。

医師が集まる認知症関連の学術研究会でも、話題の中心はたいてい抗認知症薬を中心とした薬物療法である。その大多数が製薬会社の共催または協賛であることが背景にある。講師として登場する認知症の専門家の先生たちのほとんどは、たしかに薬物療法を語っているが、その大前提には、次のような認識があることは覚えておかなくてはいけない。

認知症研究の第一人者である新井平伊氏（順天堂大学医学部精神医学教室教授）[23]はこう語られる。

「通常の認知症医療で、この視点（引用者注：「介護者の対応の工夫」を指す）がもっとも重要ではないかと思われる。（中略）家族の対応の部分を再チェックしてみる必要がある」「家族は（中略）さまざまな感情的葛藤に苛まれるため、過激に反応し怒り暴言をぶつけてしまう」

また、同じく第一人者の一人、前出の本間昭氏も「大多数の認知症症状は複数の要因によって修飾される」「大別すれば、服薬している薬物を含む身体的要因、心理的要因および環境・ケアであろう。つまり、これらの修飾要因に対する介入なしには薬物療法の意義は乏しい」と、あるべき介入の姿を指摘されている。[24]

単純に薬物療法と考える前にすべきことがあるのである。

第7章　二極化の谷間にある認知症——精神科臨床の大きな問題②

どの科が認知症を診るか

認知症を診る診療科はいくつかある。精神科、神経内科、一般内科、脳神経外科、メモリークリニックなどだ。しかし、物忘れを専門に掲げるメモリークリニックを別にして、これらには条件がつく。それは、「認知症を診ることができる（〇〇科）」という条件である。

逆に言えば、認知症を診られない精神科や神経内科や脳神経外科があるということである。たとえば二〇年前、認知症（当時は痴呆症という病名で呼んでいた）はいまのように多くはなかった。一部の認知症専門の病院を除き、多くの精神科では認知症の患者さんはごくわずかしかみられなかった。患者全体に占める高齢者の数もずっと少なかった。だから、認知症を診たことがない、診られない精神科医が大勢いても不思議なことではなかった。神経内科でも同様である。脳卒中など脳血管障害とパーキンソン病など神経変性疾患が大半だった。主に脳疾患の外科治療（手術）を主とする脳神経外科ではなおさらである。いまでこそ、一部の脳神経外科が画像を中心に認知症の診断・治療に携わっているが、もともと脳神経外科は認知症の専門科ではない。

これは、認知症の人とその家族を混乱させるもとにもなった。認知症を心配しても、どの科に行ったらいいのかわからない。かかりつけの一般内科診療所に相談する人がいた。脳のことだから、脳神経外科でCTスキャンを撮ってもらえばいいだろう、と考える人もいた。パーキンソン病からの連想で、あるいは「アルツハイマー」と「パーキンソン」を混同して、神経内科に受診する人もいただろう。どの科に行っても専門外の医師が対応することになる場合が多く生じた。神経内科ならまだしも、一般内科や脳神経外科ならなおさらである。

困ったことは、良心的な「いい先生」ほど、専門外なのに頑張って診ようとしてくれることである。親身でない「悪い先生」なら、「認知症はわからないから、よそへ行ってくれ」と一言言えば終わる。ところが「いい先生」は、微笑んで「せっかく来てくれたのだから、なんとか診てあげますよ」となる。これは不幸である。認知症は専門外の医師が簡単に、あるいは「余技」として診られるものではない。当然、誤診が頻発し、誤った治療が横行することになってしまう。

ある女性は、八〇代になって自ら物忘れを気にして、かかりつけの内科の先生に相談した。「いい先生」だったその先生は、知り合いの脳神経外科に頼んでCTを撮る段取りをし、軽度の側頭葉萎縮を認めるという読影結果を見て、「あなたはアルツハイマー病になっています」と告知した。女性は大きなショックを受け、落ち込んだ。ますます物忘れをするように感じた。すでに述べたように、脳の萎縮など形態の変化には個人差が大きく、認知症の診断にとって参考程度にしかならない。その内科医は認知症診療に不可欠なその基本すら知らず、形態だけを重視して誤った診断を告知してしまったのである。女性が真っ当な認知症専門医のもとで正確な評価と「まったく正常」との診断を受けるまでに、それから二年が必要だった。非常に不幸なことである。

それを知らないメディアもまた、的外れな報道をすることがある。『朝日新聞』はかつて、現在では当たり前になった乳がんの温存療法（胸筋を含め周辺組織まで拡大摘除せず、乳房を極力残す術式）を推進するキャンペーン記事を連載していた。さらにその後、日本の介護現場での高齢者の尊厳を無視したひどい実態を問う記事も連載された。ともに新聞報道には珍しく、現状批判にとどまらない先見的で優れた報道であった。これらは、第4章でも触れた当時学芸部（のちに編集委員）の生井久美子記者が書いたものである。

その生井記者が約一〇年前、認知症の記事で現状を批判した。医師が画像評価をもとに認知症の診断を下し、本人と目も合わさずに説明や告知をする不誠実な医師の態度を指摘した記事であった。しかし、この批判が的確といえないのは、取り上げられたのが認知症を専門としない脳神経外科でのケースだったことである。専門外の診療科を訪れた際の医師の対応を批判しても、その批判には力はない。同じ批判をするなら、認知症を診ることを標榜した精神科か神経内科を舞台にしなければ的外れである。『朝日新聞』でもっとも優秀な記者の一人である生井氏ですら、認知症の人がどこにかかるのが適当なのかよく知らなかったのである。

それから一〇年たって、状況は以前よりはいい方向に変わってきた。物忘れ外来や認知症外来、メモリークリニックという名称が、あちこちの病院や診療所にできるようになり、認知症診療の態勢は表面的には格段に進歩したようにみえる。ところが、その中核を担うべき精神科には、いまだ大きな問題が横たわっている。それは、精神科医療のあり方をめぐる構造的な問題である。

精神科医のアイデンティティとは

精神科医はさまざまなイメージで一般の人々からみられている。本人も気づかない心の闇を精神分析であぶりだす医者とか、社会の現象や事件の深層心理を見抜く目をもった医者とみる向きもあるかもしれない。逆に、脳の働きと仕組みに詳しい脳の専門家集団だとみる人たちもいる。つまり、前者は「心」の闇や深層をみる専門家、後者は「脳」をみる専門家というわけである。しかし、これはどちらも極端すぎて正しくない。そういう精神科医もいるが、それはむしろごく少数である。

では、精神科医とは何をする者なのか。どのような者が精神科医として望ましいのか。答えは難しいが、一つ定義を挙げるとすれば、精神科医とは「心と脳の病的なものをみる専門家」ということである。医者であるから病気をみる、というのは前提である。健康な人の「心の闇」（そういうものがあれば）や社会現象や事件を分析し読み解くのは、精神科医の本来の仕事ではない。さらに、「心」だけしかみていないなら、それは精神科医ではない。それは、臨床心理士やいわゆるカウンセラーの仕事というべきであろう。必ず身体を含めて考えているはずである。同様に、「脳」だけをみるのは神経内科医や脳外科医であって精神科医ではない。脳の仕組みをある程度知っているとともに、「心」の動きに注意をめぐらしているのが精神科医であろう。

ところが、現実にはそうなっていない。「心」をみるのを得意とする精神科医と「脳」が得意な精神科医が存在する。精神病理学的あるいは心理学的アプローチと生物学的アプローチと言い換えることもできる。本来は、この両方ができる、あるいは両方を踏まえて中庸の見方ができることこそ、精神科医のアイデンティティであるはずだ。両方ができてどちらかを得意にしているということであれば、それは精神科医の個性として通用する。しかし、その「得意」が極端に走ると、「脳」（身体）がみられない精神科医、「心」がわからない精神科医になってしまう。どちらも精神科医らしくない。

オーガニック派vs.メンタル派？

大きな問題は、その谷間に認知症診療があることである。認知症は、「脳」だけの病気ではないこと、それだけではとらえられないことは本書で繰り返し述べた。認知症臨床の先達・飯塚禮二氏が言われた（第4章を参照）ように、「器質性」つまり「脳」と、「精神的反応」つまり「心」とを双方診る姿勢がなければ、適切な認知症診療は行うことができない。認知症の人は、身体（脳）しかみられない医師と心しかみられない医師の間をさまよい傷つくことになりかねない。

興味深い精神科医の分け方がある。それは、「オーガニック（器質）派」と「メンタル（精神・心理）派」である。認知症医学の第一人者の一人、朝田隆氏（筑波大学臨床医学系精神医学教授）が述べた分け方である。[25] 朝田氏によれば、見分けるのは簡単で「認知症を診るのが好きですか？」と聞けばいい。答えがイエスならオーガニック派、ノーならメンタル派となる。

これは、いま述べてきた、脳が得意、心が得意に対応させることができる。朝田氏の話はこのあと、レビー小体型認知症では幻覚と妄想が多くみられることを踏まえ、幻覚・妄想という話題になるとメンタル派もがぜん興味を示す、というふうに展開するが、幻覚・妄想が中心的な症状でないアルツハイマー型認知症には、やはりメンタル派は興味がないのである。

表2に示したように、オーガニック派は、画像や脳の神経病理には非常に長けているが、

表2　精神科の二極化を示す一つの対比

オーガニック派	メンタル派
認知症が好き	認知症はわからない
精神病理（心理）に関心薄い	精神病理（心理）に関心強い
精神療法は苦手	精神療法が得意
画像評価を重視	画像に興味薄い

精神療法は苦手で、精神病理すなわち「心」への関心が低い。認知症を専門とする医師の多くはこのオーガニック派である。メンタル派は、「心」に関心があり精神療法を得意としているが、画像は苦手で元来認知症を診る機会もその気も少ない。認知症は「心」の病気と考えていないからである。認知症の人は、脳はみてもらえても心を置き去りにされかねない精神科医療の構造に直面していると言わざるを得ない。

もちろん、この分け方はやや極端なところがある。現実には、オーガニック派とメンタル派の中間にいる精神科医のほうが多い。脳のこともわかるし、心の反応に関心を寄せ精神療法もしている人たちである。しかし、その精神科医たちの診ている対象疾患のほとんどは、気分障害や統合失調症、不安障害や適応障害、あるいは発達障害であり、認知症となると腰が引けてしまうことが目立つ。脳器質性の疾患にも理解があり、精神療法にも熱心なあるベテラン医師が最近、認知症の診療に対してつぶやくのを聞いた。
「認知症って最初にアリセプト（国内で最初に発売された抗認知症薬）を出したら、もうあと何もすることがない」

大変残念なことだが、これはいまだ多くの精神科医に広がる認識だといってさしつかえない。他の疾患なら、「脳」と「心」を両方踏まえて診ることができる医師が、認知症となると「器質性疾患」「脳の疾患」としかとらえられず、「もう何もすることがない」という悲しい状況が生まれているのである。

なぜそういう事態になるのか。認知症を前にすると、その疾患のとらえ方がオーガニック派となんら変わらないからである。認知症は脳の変性疾患で改善させることは見込めず、抗認知症薬で脳機能の低下、すなわち認知機能低下を少しでも抑えるしか方法がない。画像や検査で正確に診断し、投薬するまでが重要で、あとは「何もすることがない」となるのである。この発想の医師の目に映っているのは、認知機能という症状だけである。

本人に自己肯定感は得られているか、どんな生活をしているのか、他者との交流や活動はあるか、生活に楽しみや張り合いはあるか、介護は適切に行われているか、介護者に無理な負担はかかっていないか。それを確かめ、対応を考え、本人や家族に精神療法（面談）をする――認知症の診療は「脳」を診るだけではなく「心」や生活を診ることであるとわかれば、「すること」はつねにある。

第8章

「張り合い」のつくり方——介護サービスの活用

認知機能向上の秘訣

生活の「張り合い」、もっといえば生きる張り合いと生きがいをつくることは、健常な高齢者でもなかなか簡単なことではない。認知症の人となれば、なおさらのことである。仕事は引退し、仕事仲間との交流はすでになくなっている。趣味で毎週参加していたカラオケの会とか老人会の茶話会とかにも出づらくなり、友人や趣味の仲間との交流も減っていく。一人自宅で趣味である裁縫に取り組む気も起こらなくなる。テレビを観ていても、話がつかみにくくつまらない。たまに会えるのが楽しみだった孫からも「何度も同じこと言わないで」などと言われる。

そういうとき、どこに張り合いを求めたらいいのか。とにかく交流をさせたほうがいいと、一般の老人会や碁会所や昔の仲間の集まりなどに出ることは、大きな賭けになる。周囲が本人の認知症のことを理解してくれていないと、人と交流しても結局は心ない言葉に傷ついてしまうだけに終わりかねない。そして、もう二度と行きたくない、ということになってしまう。

このとき、もっとも力があるのが公的な介護サービスとしてのデイサービスである。介護保険を申請し、介護負担度に応じて、（軽いほうから）要支援1か2、または要介護1〜5のいずれかの認定を受けられれば、認定度により、ヘルパー派遣、通所（デイサービスまたはデイケア）、短期入所などの各サービスを受けられる。利用者の負担は、原則かかった費用の一割と廉価である（食費などの実費は別途必要）。

さいたま市認知症疾患医療センター長の丸木雄一氏は、二〇一二年秋の講演で、ある抗認知症薬を新たに開始した七〇人の患者のうち、六割の人の認知機能が改善した（MMSEで判定）と報告した。通常こんなことはありえない。抗認知症薬は認知機能低下の進行を抑える薬であり、認知機能を向上させることはごくまれにしかないはずだからである。実は、これには隠れた秘密があった。丸木氏はセンターを初診した患者全員に対し、初診当日の帰り、その足で市役所へ行って介護保険申請をするよう説き、その結果、多くの人が介護サービスの一つであるデイサービスを利用していたのである。デイサービスの効用は本書でもこれまで述べてきたとおりで、認知機能が改善するというまれなる効果は、新たに開始した抗認知症薬によるものではなく、丸木氏の画期的で適切な指導によって始まったデイサービスの作用が大きかったことがうかがわれるのである。

認知症を疑われたり、診断をされたりしたときは、早めに介護保険の申請をすべきである。まだ大丈夫と本人が判断したり、家族も自分たちが見ることができるからと尻込みされたりする場合がある。しかし、認知症は徐々に進行するし、家族も体調の加減で急に介護が十分できなくなる可能性もある。介護サービスをすぐに使うかどうかは別として、とにかく申請をして、ケアマネージャー（介護支援専門員）や地域包括支援センターとのつながりをもっておくことが重要である。いざというとき、必要な情報や助力が得られるのが大きなメリットである。

また、時々家族の中には「本人がいやがって、うんと言ってくれない」と言って申請すらしない人たちがいる。本人の意思を尊重しようという姿勢は素晴らしい。しかし、それは時と場合による。さらに、介護保険の申請に本人の同意は不要である。本人に対し、ていねいに介護保険の説明をしようとすると、つい「認知症や障害のある高齢者のための保険制度」などという、言わなくてもいいことをわざわざ伝えるような言い方になりがちで、本人の自尊心をおとしめることにもなりかねない。これは高齢者の権利であり、本人のために家族が制度利用することが本人の生活向上のために必要なのである。本人に告げずにさっさと進めてあげることが本人のためなのである。

どうやって受診につなげるか

申請から介護サービスを受けるまでの流れは、図3に示した。この過程でどうしても必要なものに、かかりつけ主治医の意見書というものがある。つまり、かかりつけ医がいないと申請ができない。すでに受診している人の場合は問題がないが、申請しようとしてどこにもかかっていないという場合は、本人の受診の意思があるかどうかにかかわらず、どこかに受診しておく必要がある。認知症専門医なら言うことはないが、本人が認知症外来（物忘れ外来）や精神科などに強い抵抗がある場合は、内科や整形外科でもやむなしである。本来は望ましくないが、正しい診療科の医師にかかることをこだわるより、生活上の介護を進めることが優先である。表向きは、血圧の検査でも膝の痛みを診てもらうでも何でもかまわない。

ただし、それだけでは医師側に伝わらないので、本人を傷つけないよう、医師に対して前もって事情を説明して受診目的を告げておき、メモなどで日常の問題点を知らせておくといい（もちろん本人に話さないことを前提で）。家族の情報によって、医師はより実態

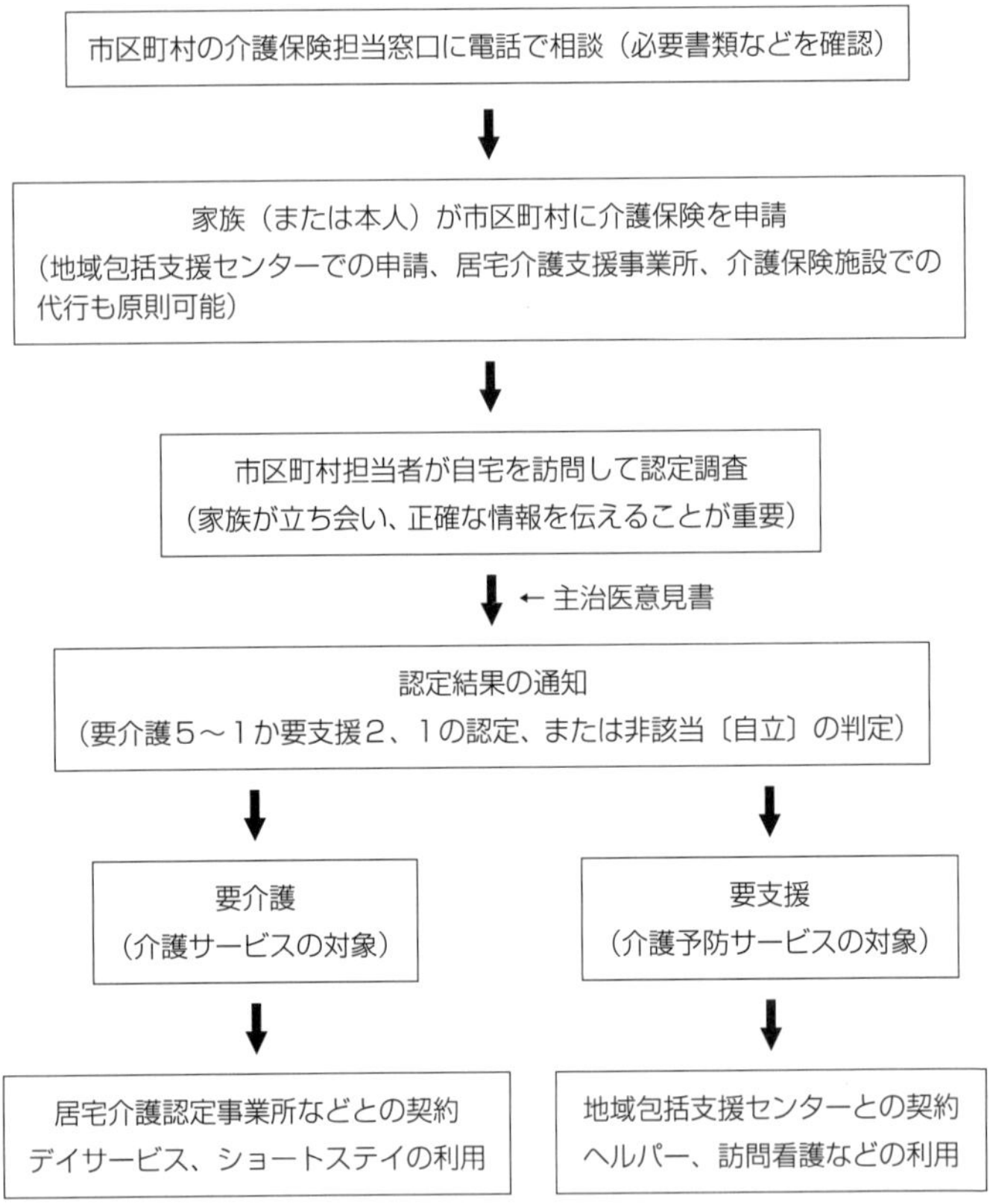
市区町村の介護保険担当窓口に電話で相談（必要書類などを確認）
家族（または本人）が市区町村に介護保険を申請
（地域包括支援センターでの申請、居宅介護支援事業所、介護保険施設での代行も原則可能）
市区町村担当者が自宅を訪問して認定調査
（家族が立ち会い、正確な情報を伝えることが重要）
← 主治医意見書
認定結果の通知
（要介護５～１か要支援２、１の認定、または非該当〔自立〕の判定）
要介護
（介護サービスの対象）
要支援
（介護予防サービスの対象）
居宅介護認定事業所などとの契約
デイサービス、ショートステイの利用
地域包括支援センターとの契約
ヘルパー、訪問看護などの利用

・要介護認定の結果に不服の場合は、不服申立てをすることも可能である。
・介護度が重くなるような変化があった場合は、要介護度のアップを求めて、要介護認定区分変更をすることができる。

図３　介護保険の利用の仕方

に近い意見書を書くことができる。介護保険の意見書を書かないという医師など今時いないとは思うが、事前に確認しておくほうが賢明かもしれない。

本人に受診をしてもらうことがなかなか難しいときもある。その際、よもや「ボケてきているから診てもらわないとだめだ」とか「おかしなことを言うようになって、みんなに迷惑をかけているから医者に行きなさい」などという言い方をしてはいないだろうか。こんな言い方をされたら、誰だって医者などには行く気にならない。「私をボケ扱いして！」と怒りや反発を買うだけである。

最低でも、「物忘れが少し出てきたようだから、悪くならないように念のために診てもらったら」というような言い方で、やんわりと促すことである。それが無理なら、「いま、物忘れの検診を誰でもやってくれるようだから」という軽い誘いで言ってみる。物忘れということに抵抗が強いようなときは、他の不具合や検診ということで受けてもいい。「血圧が最近高そうだから」「高齢者の検診をいまやっているから」とかいう言い方である。あるいは、散歩の途中に不意を突くふりをして「ちょうどいま検診をやっている病院がこんなところにあるわ。少し寄って検診を受けさせてもらいましょう」と誘うのでもいい。それでも頑固に病院なんて行かない、ということであれば、最後の手段としては、配偶者や親せきの人が「自分が認知症を診てもらいたいから、付き添いを頼みたい」と本人にお願いし、同伴者として一緒に診てもらう。

受診に抵抗があるときには、事前に必ず医師にその旨の話を通し、わかっておいてもらうことが大切である。本人に嘘をつくようで不快に思われる向きもあるかもしれないが、「嘘も方便」である。正直に言って本人のプライドを傷つけ、お互いの関係も悪くなって居心地が悪くなったうえに、認知症の治療介入には何の進展もないというような事態と比べたら、どれほどいいだろうか。

デイサービス利用の始め方

家でごろごろして過ごすより、少しでも同年輩のお仲間とお話ししたり食事したりレクリエーションしたりできるところに行きましょう、と認知症の人本人にデイサービスを呼びかけると、八割の人たちは、「いや、そういうのは私はいいです」と尻込みされる。「そんなところあるんですか？　行ってみたい」と顔を輝かせる人もいるが少ない。もちろん、この反応はよく理解できる。泊りではなく通うだけとはいっても、高齢者の施設のようなところに行くのはボケの仲間入りしたようでいやだ、あるいは、わけのわからない知らないところへ行かされるのはごめんだ、という新しい環境への拒否反応である。これは認知症の人に限らない。健常な高齢者でもそうであろうし、若い人でも似た状況で進んで行ける人は少ないだろう。そのことを認知症関係者や家族はまず理解していないといけない。

また、いやがっているところを家族が無理に押し出そうとすると、本人は家から追い出されるような気がしてますます行きたくなくなり、逆効果である。「行かなきゃだめって、先生も言ったでしょ」「行ってくれないと、私たちの介護が大変なのよ」などという言い方ももちろん論外であり、絶対にしてはいけない。

本書で述べてきたが、デイサービスに行くのは、何よりも本人の社会性と活動性の向上を目指し、自己肯定感と役割、張り合いと生きがいを得るためである。家族ら周囲の介護負担を減らすというのは、あくまで二番目の目的である。

尻込みする八割の人たちには、まずデイサービスの見学だけでも勧め、「行ってみて、いやなら断ればいいいんですよ」と声をかける。そうすると、ほとんどの人が見学には行ってくれる。見学に行ったら、今度はケアマネージャーやデイサービスの施設の職員などから改めて通所を勧めてもらう。「来てもらって、みんな喜んでましたよ」「また来てほしいって、みんなが言ってます」「○○さんがお友達になりたいと言われてます」「あんなに書道がお上手なんて、スタッフもみんな、びっくりしました」など、どんなことでもいいから本人が来てくれたことで生まれたいい変化（小さなものでかまわない）を、周囲の声として添えてあげてほしい。それは、本人が得がたくなって忘れていた自己肯定感（自尊心）と自己効力感（役割）を久しぶりに感じる貴重な体験になるのである。

繰り返すが、くれぐれも家族が「行かなきゃだめ」と背中を押さないことである。家族は「よかったね」と声をかけたら、あとは中立か軽い推進の立場で見守っていればいい。そうすると、いやがっていた八割のうちのほとんどの人たちはデイサービスに通ってくれる。「しぶしぶ」や「いやいや」でも、「仕方ないから」や「世話してくれた義理で」でもいい。体を動かし、人と交わり、声をかけられ、世話をされる（また世話をする）、その体感が大事なのである。そうすると、大部分の人が「楽しい」「面白い」という感想を語ってくれるようになる。そのとき、本人にはそれまでなかった生活の「張り合い」が生まれている。活気も目の輝きも違ってくる。自宅でばかり過ごしていたときには、不機嫌で怒りっぽいと見えた人がすっかり明るく陽気な態度になることもある。さらには、それまで使わないままで眠っていた認知機能が働き出し、認知機能評価が向上する人も少なからず出てくるのである。

気をつけたいことは、デイサービスの「認知症レベル」の選択である。認知症軽症あるいは初期の人が中等度から重度の人が多いデイサービスに行くと、「幼稚園みたいなことばかりして、つまらない」と感じて、行きたくなくなることがある。そういう人には、軽症の人が多いデイサービスを探して勧めるようにしたい。通うデイサービスを変更することも考慮してほしい。逆に、中等度以上の人が、あまり軽症の人ばかりのデイサービスに通うと、そこで行われるレクリエーションやプログラムについていけないと感じて、自信をなくしたり反発を感じたりすることもありうる。その人の認知症レベルや好みに合ったデイサービスを選定して提示することは、ケアマネージャーの重要な仕事である。

援助の逆効果に注意

介護保険サービスのもう一つの柱に、生活援助をするヘルパーの派遣がある。とくに、要支援1、2レベルのごく軽症の認知症や認知症に至らない軽度認知障害の人によく用いられるサービスである。認知症の人が徐々に困難になり始めた買い物と料理、洗濯、掃除などの家事の援助が主となるが、安心して話ができる人、困ったことの相談相手、定期的に訪問してくれ安心を与えてくれる人としての役割も大きい。離れて暮らす家族、あるいは同居でも日中は離れている家族にとっては、病気や怪我なく問題なく生活できているとの確認（究極的には生存確認）をしてくれることも非常に大きなメリットである。

ここで、家族やヘルパー自身が注意しなければならないことがある。助けすぎてはいけないということである。援助というものは、あくまで本人の自立を助けるためのもので、やりすぎると自立を妨げるという落とし穴があることを知る必要がある。

認知症の場合、通常の「自立」とは意味が異なるが、言い換えれば「いまある能力を落とさないこと」といってもいい。おそらく熟練したヘルパーは、利用者に何度か会えば、その人に何ができて何をできなくて困っているか、どの程度手伝えばほどよい手助けになりかつ本人の達成感も得られるかをよく心得ているものである。新人で熱心なヘルパーが一度はぶつかる壁は、どこまで自分が助けてあげればいいかという迷いと悩みである。助けすぎると、本人がこれまでなんとかできていたことを奪ってしまうことになりかねない。本人は「楽になりました」と喜んでいるが、本人のできたという達成感や充実感を失わせていることにならないか。本人に失敗をさせて自信をなくさせてはいけないと思うあまり、失敗しないことまで援助して行き過ぎになっていないか。「助けてもらって楽」と「自分でやれた達成感」のバランスをいかにとるか、ヘルパーの腕の見せどころである。

八六歳の一人暮らしのある女性は、「疲れる」と感じながら毎日の買い物や家事をなんとかこなしていた。物忘れも気になったが、認知症専門外来を受診すると、軽度認知障害であり認知症ではないと言われた。近所にいて時々様子を見にきてくれる既婚の娘には、大変だといつも愚痴をこぼしていた。それを聞いて娘が心配し、介護保険を申請して「要支援２」の認定がとれて、ヘルパーが毎週来てくれることになった。買い物をほとんどしてくれるようになり、洗濯やゴミ出しもしなくてよくなり、ずっと体が楽になってとても喜んだ。

ところが、三ヵ月ほどたつと、脚の力が弱くなったように感じた。椅子から立ち上がってすぐに動き出せない、歩くときの足の運びもゆっくりになっている。歳だからしょうがないとは思うが、この前まではそうではなかった。外出の機会も減ってしまっていた。ヘルパーに「できるときは買い物を自分でしたい」と言ってみたいが、世話になっているので気が引けて言えない。娘に相談すると、「怪我や風邪が心配だから、あまり外に出ないほうがいい」と取り合ってくれなかった。たしかに楽にはなったが、「疲れる」感じがまた出てきたという。

これは軽度認知障害のケースであるが、このような話は時々耳にする。ヘルパーの援助はたしかに力になっている。しかし利用者の能力を妨げることなく、できるところを伸ばす援助ができているか。その観点からの見直しが適宜必要だろう。たとえば、買い物は二回に一回は一緒に行く、料理も洗濯も一緒にするか最小限の手伝いにする、家事援助項目を減らす、などの検討である。

どこまで援助の手を伸ばすか、援助の力の入れ具合をどの程度にするかは、ヘルパーに限らず、援助する職種にとっては永遠のテーマといっていい。認知症を介護している家族にも、これはあてはまる。失敗をさせないことを重視するあまり、できそうなことでもしないよう禁止したり、火は危ない、外出は危険とむやみに制止したり、本人の能力やADL（日常生活動作）を下げてしまうようなことをしていないか。それが本当に本人のためを思い、本人に自信をなくさせないための、または起こる可能性が高い危険を避けるための配慮からの言葉なら、それはとても大事なことである。しかし、そうした注意はいきおい、家族自身が余計な心配をさせられたくない、面倒をかけられたくないという気持ちから発せられている場合がある。もしそうなら、ぜひともそれは考え直してもらわなければならない。

ご本人へのメッセージ

このメッセージは、物忘れを気にされている方、物忘れ外来などを受診されて主に軽度（初期）と診断を受けた方を対象としています。

いまのあなたのまま、張り合いをみつけて

最近、少し物忘れをするようだと感じるようになりましたか。家の中で生活のいろいろなこと——着替えたり、リモコンでテレビをつけたり、新聞を読んだり、宅配便を受け取ったり、電話に出たり、お風呂に入ったり——で、以前はすんなりとできていたことでひっかかり、戸惑うことが出てきたでしょうか。主婦の方なら、洗濯や料理は変わらずきちんとできているのに、いちいちそのやり方や出来栄えに何か注意めいたことをご家族から言われると感じることが増えたでしょうか。歳をとったせいだなあ、とお感じかもしれません。ひょっとしたら、最近話題の認知症とかいうボケ症状なのかという思いが頭をよぎっている方もおられるかもしれません。

すでに認知症外来や物忘れ外来を受診された方もいらっしゃるかもしれません。ゆっくりと優しく語りかけてくれた医師の説明に、物忘れがひどくならないように生活を考えようと思われた方もおられるでしょう。逆に、いきなり検査をされて、日付とか野菜の名前とかを尋ねられ、何のことかわからず戸惑われた方もいるでしょう。

家族に言われて仕方なく診察室に入ったら、医師と付き添いの家族で勝手に自分のことをあれこれと話し始め、身がすくむような思いや憤慨した思いに駆られた方もいるかもしれません。医師の口からアルツハイマー病という言葉を聞かされてドキッとし、ひどくショックを受けられた方もなかにはおられますね。「薬を出します」と医師から言われ、付き添いの家族からも「大事だから飲まなきゃ」と勧められても、どうして薬が必要なのか、不審に思っている方もいらっしゃるに違いありません。

一緒に住んでいる家族や周りが、私のことで何か困っているらしい。それは最近の物忘れや家事の段取りが悪くなったことのようだ。でも、私はそれなりに前と変わらずやっている。ひどい迷惑をかけた覚えはない。もしそんなことがあったらさすがに忘れない。それなのに、いきなり医者に連れて行って薬を飲むように、とはわけがわからない。私にどうしろというのだろう。そんなふうにお感じになっている方が多いのではないでしょうか。

すでに受診を済ませ、服薬もしている方のなかには、「何もしなくていいから」とか「勝手に外へ出ないで」とか「好きなことだけやっていればいい」と言われ、これまでのように外出もし、役に立つこともしたいのに、自由にさせてもらえない。少し忘れただけのことを、きつく叱られることもある。少しミスをすると「また同じことをして」と嘆かれ、二度とさせてもらえないことも出てきた。どうしてこんな小さなことで、そんなきつい言い方をされなくてはいけないのか。以前のように、もっと優しく話すことができるだろうに。そんなことが続くと、だんだん自分が毎日どう生活すればいいのかわからなくなってくる。自分はどうなってしまったのか。そんな思いを抱かれ、不安な気持ちになっている方もおられるはずです。

心配はいりません。ご家族はあなたが物忘れを少しされるようになって、少し過敏になっておられるのです。アルツハイマーになったらどうしよう、ひどい認知症になったらどうしよう、という心配が、つい荒っぽい口調になったり問い詰めるような言い方になったりされているのです。

でも、心配しないでください。あなたには、軽い物忘れがあるだけです。アルツハイマー病だと言われた方も、それはまだ「疑い」です。気にされることはありません。歳をとり長寿になれば、誰だって若いときにはしなかった物忘れをします。物忘れしない人のほうが少ないのです。日常の用事や家事も、以前のようにテキパキとできなくなって当たり前です。今の日本は超高齢社会になり、そういう長寿の高齢者の人がふつうになってきています。ですから、気にすることはありません。できなくて戸惑い、困ることも出てくるでしょう。そのときは遠慮なく助けてもらいましょう。手伝ってもらって一緒にやればいいのです。

今のあなたでいいのです。少し自信をなくされているかもしれません。少し寂しい気持ちになっておられるかもしれません。自分の周りが変わっていくような不安感に襲われている方もいるでしょう。でも、あなたはこれまでご自分と家族のために、長年仕事を務めてきました。あるいは、主婦として家庭のために家事と子育てを見事にこなしてこられたことでしょう。そのおかげで、夫婦が絆を結びながらお互いに無事に齢を重ねることができたと同時に、お子さんたちも立派に成長されました。そのことで、この社会にも貢献を果たしてきたのです。これはあなたの人生の勲章のようなものです。家族のみなさんは昔のことで忘れているかもしれませんが、これは決して消えません。あなたの能力と努力があったからこそ成し遂げられたことです。そのことを、何があっても誇りになさってください。

あなたの得意なことは何でしたか。好きなことはどんなことだったでしょう。それを思い出してください。少し前まで、休日や時間のあるときには何をなさっていましたか。それを思い起こして、またやってみませんか。もうそんなことやる気がしない、一緒にやっていた仲間とうまく付き合えなくなっておっくうだ、という方もいるでしょう。そのときは無理をしてなさることはありません。

でも、家で毎日退屈に過ごすだけでは、体も頭もなまってしまいます。かといって、家で一人でできる得意なこと、好きなことがみつからない方は少なくありません。そういう人たちには、同年輩の方々が集い、語り合ったり、レクリエーションをしたりすることができる場を紹介します。お世話するスタッフもいて、お手伝いをしてくれます。日帰りのお出かけなので、「デイサービス」と呼ばれているところです。

そんな知らない場所はいい、知らない人たちが集まるところには行きたくない、とおっしゃるかもしれません。その気持ちもよくわかります。まず見学だけしてみてください。いやな感じがしたなら、そこでやめてください。もし少しでも興味がわいたら、週一回でも二回でも参加してみましょう。あなたの得意なことをぜひそこで披露してみてほしいのです。得意なことなどないと言われる方は、お友達やお仲間をつくられたらどうでしょう。

お孫さんの年齢くらいの若いスタッフもあなたを待っていてくれます。ぜひ昔の経験や思い出を聞かせてあげてください。楽しみに行けるようになれるといいのですが……。

せっかくのあなたの元気とやる気と能力を、家でのごろごろ生活で無駄にする手はありません。楽しみや張り合いをみつけて、もっと元気に生活を送ってほしいのです。若いときほどではないとはいえ、その健脚を家のこたつやソファやベッドで弱らせてほしくないのです。動いて歩いて、仲間と話をして、張り合いをみつけ、楽しく生活することを考えましょう。お歳をとっても、まだまだ十分にあなたにはその力が残っていますよ。

あなたがいつも笑顔で、今より楽しく生きがいをもって毎日生活できるようになれば、いまあなたを不安そうに見つめているご家族のまなざしも変わってくるでしょう。

ご家族（介護する方）へのメッセージ

ご家族や介護者の立場で本書を読まれる方は、まずこの章を読んでから冒頭に戻っていただきたいと思います。

ご本人の気持ちをもう一度考えてみてあげてください

ご家族が認知症（アルツハイマー病）だと言われて、さぞやショックを受けられたことでしょう。ふだんのご本人の様子から、もしやと思われていたかもしれませんが、それが実際に現実であるとなれば、衝撃は何倍にもなったことと思います。さらに、これからのことへの不安が心の中に大きく広がり始めているのではないでしょうか。

これからどんなふうになってしまうのか。いまの物忘れやできなくなったことが、もっと大変になるのではないか。いまはなんとか介護しているが、これ以上時間をとられたら生活できない。そのときは施設に入れることができるのだろうか。治らない病気と言われたが、なんとか軽くすることはできないのか、少しでも治す方法はないのだろうか。薬が出たので、それをきちんと飲んでもらって期待するしかないだろうか。

あるいは、すでに診断を受けて介護されている家族の方は、介護に追われ疲れ果てて、どうしてこんなことになってしまったのかと嘆いたり、もう限界で施設に入れるしかないかと悩んだり、または介護疲れで自分のことが何もできずつらい毎日を送っている方もおられるかもしれません。

なかには、日々世話をしている本人から「物を盗っただろう。泥棒だ」と言われ、また「別の女（男）に会いに行ってきたに違いない。ふしだらなことをして」と故なく非難され、あるいは何か手伝おうとしたり教えようとしたりしても拒否されて暴言を浴びせられ、やりきれない思いや無力感を日々味わっておられる介護者の方もいるでしょう。認知症とは、こんなひどい状態になる病気なのだと、悲嘆とも怒りともつかない思いにとらわれ、病や本人を憎む気持ちになっている方もいるかもしれません。

そうした不安ややりきれない思いを抱きつつ、毎日の介護を続けておられることは、本当に大変なことだと思います。これからさらに大変になっていくのだろうという不安や、ときに浴びせられる非難や暴言に耐えるつらさ、また自分の時間ももてないなか疲れても介護をしなければいけない状況にも、苦しい思いをなさっていることでしょう。

そのようなつらい思いをもったご家族の気持ちを、私もたくさん聴いてきました。なんとかもとのように戻してほしい、治してほしいと思いながら、それが無理とわかって、この「不治の病」にかかってしまった運命を深刻に恨んでしまう気持ちになるご家族もいます。その心情も理解できます。私たち認知症専門の医療者は、そのような大変な状況を少しでも改善し、介護を楽にし、気持ちいい介護へと変えていけるようにもっと努力をしたいと思います。

しかし、それと同時に、私たちが考えなければいけないこと、またご家族にもお願いしたいことがあるのです。それは、認知症になったご本人の気持ちをもう一度考えるということです。

私たち医療者は、どんな病気の診察でも、患者さんの身になり気持ちを汲んで、その痛みを感じとることが第一の仕事です。ところがその私たちが、認知症の人を前にすると、それがなかなかできていません。精神科ですら、認知症の患者さんの気持ちを汲むことができていないのです。認知症の患者さんが自分からつらい気持ちや苦痛を話してくれないことが、その一因としてあります。ボケてるからわからないのだろう、と思われるでしょうか。そんなことはありません。気持ちが通じる相手には、認知症の人でもきちんと自分の気持ちを話すことができます。とても嬉しく楽しかったことが記憶に残りやすいのと同様、つらいこと苦しいこと、いやな思いをしたことは長く記憶に残ります。精神科の医師も、そんな認知症の人のつらい思いを聴き取れていません。代わりに、ふだんの状況を話してくださるご家族や介護者の方の話にばかり耳を傾けがちです。

みなさんのお話がとても重要なことはもちろんです。それがなければ、診断や治療のための正確な状況の把握はかないません。情報と同時に、介護者の方の苦労を教えていただき耳を傾けることも私たちの大事な仕事の一つです。しかし、介護者の方の思いを聴くなら、認知症の方本人の思いもまた聴かなければなりません。それができていないところに、現状の認知症医療の重大な欠陥があります。

ご家族や介護者のみなさんはいかがでしょうか。ご本人の思いを考え、ご本人の気持ちになってみられたことがあるでしょうか。もし、認知症だから自分の思いなどわからない、まして話すことなどできないだろうとお考えだとしたら、それは間違いです。認知症で損なわれるのは、記憶をつかさどる脳の一部です。感情や人格、人への気遣いなどは重度になるまで障害されません。たしかにいま、物忘れや置き忘れをし、同じことばかり言い、着替えが下手で、家事の段取りも悪くなって、「手のかかる困った人」になっているのかもしれません。ご家族や介護する方はそのことで悩みは尽きないことと思いますが、ご本人もまたできなくなったことやそれを周囲に気づかれることに悩んでおられるのです。語ろうとされない、語れる場がないだけです。認知症だから悩まない、平気でいられる、などということはもちろんありません。

認知症（アルツハイマー病）とは、原因不明で脳の神経細胞が脱落し脳機能が低下する病気ですが、それは病気の一側面でしかありません。もう一つの重要な側面は、自信がなくなり、自尊心が傷つき、周囲との交流が少なくなってしまい、孤独感や疎外感を感じるという精神的な側面です。これは病気ではなく、むしろ正常な心の反応というべきものです。

大半の認知症の人は、自分の物忘れや記憶違いの増加をうすうす自分で感じています。そこへ周囲から記憶違いを指摘されたり注意されたりすることが何度も起きて、不安や心配は一気に増大します。それまで参加していた趣味の集まりでも恥をかきそうなことが増え、老人会の仕事もうまくこなす自信はなくなって、そのような集まりへの参加や外出にも気後れするようになってきます。

自分はどうしてしまったのだろう、おかしくなったのではないか、と心が動揺します。家族にはその思いを悟られないように努めて、プライド（自尊心）だけは保ちたいと頑張りますが、それが周囲には言い訳めいた取り繕いとか意固地で不機嫌な態度に映ります。

周囲から「どうしたの」「さっき言ったばかりでしょ」「また間違えて」などと言われ、落ち込み、反発さえ感じ始めます。イライラして声を荒げることもあるかもしれません。周囲は失敗しないようにと励ましているつもりが、本人にはミスを叱責され恥をかかされたと思えます。ご家族には、できなくなった点や困った点ばかりが目につき、そのことで手がかかるようになっているので、本人の心情には思い至らないことがほとんどです。ここから、両者が理解し合えない「行き違い」が始まっていきます。

脳の機能低下には根本治療がありませんが、このような精神的な側面は理解し心情に寄り添うことで改善することができます。それができるのは、ご家族や介護者の力です。ご家族や介護者の本人への見方や対応の仕方次第で、自信喪失や孤独感は深くもなり、すっかり消えもするのです。これには、薬は効果はありませんし、薬で治すものでもありません。

周囲の家族が最初、ご本人の変化に驚き、指摘したり注意したりしてしまうことはやむを得ない当然のことです。しかし、それは認知症という病の診断を受けたいま、もうやめましょう。物忘れやできなくなったこと、失敗することを、嘆いたり治そうとしたりすることをやめてほしいのです。励まそう、できるようになってほしいと思って声をかけておられるのかもしれません。しかし、いくら指摘し声をかけても、結局できないことがほとんどなのです。ご本人には、励ましと受け取ることができません。叱られた、恥をかかされた、と思ってしまいます。

言うまでもないことですが、ご本人は意地悪でできないふりをしたり、同じミスを繰り返したりしているわけではありません。できなくて、まず悩み苦しんでおられるのはご本人です。もう同じミスをして恥をかきたくない、周囲に指摘され注意されたくない、と思っておられるのです。そうではないでしょうか。

ご本人を、そのままでいいと認めてあげてほしいのです。忘れてもいい、できなくていい、という気持ちで接してあげてほしいのです。これまで、仕事や家事に長年働いてくれて、もう十分頑張ってくれた、と思ってあげてくれませんか。認知機能は下がっても、楽しく、生きがいをもって生活していくことを目指してあげてほしいのです。それには、できないことを支え、助け、あるいは一緒にしてあげるという手間がかかります。自分たちの生活を変える必要も出てきます。はじめは大変なことでしょう。しかし、それを当然のこととして、生活の工夫を考えるのです。

相手に少しでもよく変わってほしいと望むなら、まずは自分が変わらなくてはいけません。人と人との関係では、自分が変わることで初めて相手も変わるのではないでしょうか。認知症を発症して以来、ご本人は、記憶能力や物事の遂行能力を少しずつなくしてきたほかに、自分を認め、肯定し、承認してくれる人やその態度をなくしています。それがいかにつらいことか。自分の人生が打ち消され、自尊心まで否定されそうな思いになってもおかしくありません。それを理解してあげてほしいのです。そうすれば、きっとご本人もよい方向に変わります。

超高齢社会となった今、認知症はいまや国民みなの病です。八五歳以上になれば、ほぼ二人に一人が認知症です。長寿と認知症は切り離せません。長寿をお祝いする社会なら、認知症も肯定しなければスジが通りません。いま中年世代の私たちも二〇年後（早い人は一〇年後）には認知症になると考えるのが自然でしょう。長寿の国で長寿の人をいたわるのは、順番にめぐってくる「当たり前のこと」なのです。それとも、長寿を礼賛しつつ「困った高齢者」ばかりの国にしたいでしょうか。それを決めるのは、私たちの認知症の人に対する見方と意識次第です。

頭で理解するのと現実は違うといわれるかもしれません。まだそこまで気持ちがついていかないといわれるかもしれません。たしかに楽しくない現実を受け入れるには、苦悩を経て割り切りをする一定の時間が必要です。

すでに介護を続けている方のなかには、介護で自分の時間がなくなり、本人に優しい気持ちをもつ余裕がなくなってしまっている方もいるでしょう。そういう方は、介護負担を少なくする相談をしましょう。担当医やケアマネージャーとぜひ話し合ってみてください。少しでも介護を楽にし、充実した「自分の時間」をもてるようにしていただきたいのです。しかし同時に、それだけでなく、認知症のご本人を肯定的にとらえて、現状を嘆かず受容できるまでになっていただきたい。少しずつでも結構です。

絆が強かったからこそ、信頼と情愛で結ばれていたからこそ、認知症という現実を受け入れられないということもあるかもしれません。親子として、夫婦として、介護をされている方の多くがそう感じておられるかもしれません。施設の看護師やヘルパーならできるいつも優しい心遣いの介護も、これまでの絆や情愛が邪魔をしてできないということがあるでしょう。

しっかり者で元気に過ごしていたときのことが頭をつねによぎってしまい、冷静になれない。親や配偶者の変化を目の前の現実として受け入れることができない。しかし、ご本人のために、時間はかかってもその意識を変えてほしいのです。親御さんや奥さま・ご主人の立派な姿は心に刻んで、いつでも思い出してあげてください。でも、そのことと現在のご本人をあるがままに受け止めることは別のことです。それを切り分けられなければ、認知症になったご本人が今を生き生きと暮らしていくことは、いつまでも難しいことになってしまうでしょう。

こんなに大変な思いをさせられて、感謝もされず、本人は病気のこともわかっていないのに、そんな気持ちになるのは無理だといわれるでしょうか。それよりも、医者ならば、暴言や介護拒否を薬を使ってでも治してほしいといわれるでしょうか。でも、家で対応が大変だという認知症の人でも、診察のとき、「家族にはいつも世話になっています」とよく言われます。自分に何か問題があり、それで周囲に迷惑をかけていることを、ご本人はわかっておられるのではないでしょうか。

ご家族は、先生の前だけはいい顔ができるんです、と言われます。でも、まったく身に覚えがなく心にもないことを、とっさに受診の場で言えるはずがありません。本当は介護してくれているあなたにもそう言いたいのです。言いたくてもそれを言える関係ができていないのではありませんか。自分のことを「困った人だ」と信じ込んでいる相手に、素直にお礼の言える人はまれでしょう。まず、あなたが本人を「いまのままで十分」と受け入れて接してあげることです。そうすれば、ご本人も本心を話してくれるようになるに違いありません。そして、もっと穏やかな表情と態度になられるはずです。

どうしても本人の気持ちになって介護ができない、本人のことが好きになれない、過去の確執を考えるととても受け入れられない、というご家族もいるかもしれません。認知症の夫と受診されたある女性は、私が診察のなかで、本人の現状をまず肯定し寄り添って介護してあげてほしいと話すと、「無理です。それなら離婚します」と宣言されました。私はそれ以上何も言うことができませんでした（その女性はしかし、その後、認知症の家族会に参加され、介護を続けられました）。同じ心境の方もいるかもしれません。

先に書いたとおり、介護する人がほんの少しでも変わらなければ、認知症を肯定して介護を前向きに行うことはできません。どんな人でも変わることができると、私は信じています。もし万一、少しだけでもどうしても変わることができない人、また変わりたくないような人がいるとしたら、そういう人は介護から離れる選択を考慮してください。でなければ、本人のＢＰＳＤをひどくし、本人の名誉を傷つけ、不幸にするばかりだからです。どうしても介護が無理な場合は、施設に介護を任せるという選択があります。

認知症を受容し介護を前向きに頑張っている人にも、「限界」はやってきます。そのとき、介護が悪化したり手薄になったりして、本人が身体的・精神的に傷つくようなことだけは避けなければなりません。その場合も、入院や施設入所の選択を考えればいいのです。いざとなれば、（在宅）介護をやめていいのです。決して無理に無理を重ねることなく「楽な」介護を目指してください。そのためにも、ぜひ本人の現状を嘆かず肯定してあげてほしいのです。

そして、できることなら、介護の経験が自分の人生にとって大切な貴重な経験であったといえるようになっていただきたいのです。

参考文献

第1章

（1）Redak Z, Hart N, Sarga L et al.: Exercise plays a preventive role against Alzheimer's disease. *J Alzheimers Dis* 20: 777–783, 2010

（2）杉山孝博「認知症の理解と援助」『學士會会報』八八一号、九五―一〇八頁、二〇一〇年

（3）Clear L: Managing threats to self: awareness in early stage Alzheimer's disease. *Soc Sci Med* 57: 1017–1029, 2003

（4）松田実、翁朋子、長濱康弘「人との関係性からみた認知症症候学」『老年精神医学雑誌』二〇巻（増刊Ⅰ）、一〇四―一一二頁、二〇〇九年

（5）松田実「巻頭言　マスメディアの影響力」『老年精神医学雑誌』二二巻、五二二―五二三頁、二〇一一年

第3章

（6）山口晴保「新・名医の最新治療―認知症（診断）名医のセカンドオピニオン」『週刊朝日』二〇一三年一〇月一八日号、七三頁

第4章

（7）中島健二、天野直二、下濱俊ほか編『認知症ハンドブック』医学書院、二〇一三年

（8）前原勝矢、飯塚礼二「痴呆の治療」『神経内科』一一巻、二三七―二四六頁、一九七九年

（9）Kretschmer E: *Der sensitive Beziehungswahn. 4 Aufl.* Springer, 1966（切替辰哉訳『新敏感関係妄想―パラノイア問題と精神医学的性格研究への寄与』星和書店、一九七九年）

（10）松本雅彦「敏感関係妄想―パラノイア問題と精神医学的性格学研究への寄与：Der sensitive Beziehungswahn（クレッチマー Kretschmer E, 1918）」『精神医学』五三巻、八一七―八一九頁、二〇一一年

（11）Kitwood T: A dialectical framework for dementia. Woods RT（ed.）: *Handbook of the clinical psychology of ageing.* pp.267-282, John Wiley & Sons, 1996

（12）水野裕「ＢＰＳＤへの対応の現状と課題」『老年精神医学雑誌』二一巻、三六―四三頁、二〇一〇年

（13）松田実「認知症支援における医療の役割―あくまでも症候学にこだわる立場から」『老年精神医学雑誌』二二巻（増刊Ⅰ）、一二六―一三四頁、二〇一一年

（14）三好春樹『痴呆論―認知症への見方と関わり学　増補版』雲母書房、二〇〇九年
（15）三好春樹『目からウロコ！　まちがいだらけの認知症ケア』主婦の友社、二〇〇八年
（16）Roth M: Late paraphrenia: phenomenology and etiological factors and their bearing upon problems of the schizophrenic family of disorders. Miller NE, Cohen GD（eds.）: *Schizophrenia and aging.* pp.217–234, Guilford, 1987
（17）古茶大樹「遅発パラフレニーと接触欠損パラノイド」鹿島晴雄、古城慶子、古茶大樹ほか編『妄想の臨床』三七〇―三七七頁、新興医学出版社、二〇一三年

第5章

（18）Sáez-Fonseca JA, Lee L, Walker Z: Long-term outcome of depressive pseudodementia in the elderly. *J Affect Dis* 101: 123–129, 2007
（19）Tobe E: Pseudodementia caused by severe depression. *BMJ Case Rep* 14, 2012. doi: 10.1136/bcr-2012-007156.

第6章

（20）高橋智「認知症の『周辺症状への対応』―薬物治療3割、非薬物治療7割」『老年精神医学雑誌』二一巻（増刊Ⅰ）、一一七―一二三頁、二〇一〇年
（21）Zhong KX, Tariot PN, Mintzer J: Quetiapine to treat agitation in dementia; a randomized, double-

blind, placebo-controlled study. *Curr Alzheimer Res* 4: 81-93, 2007

(22) Teranishi M, Kurita M, Nishino S et al.: Efficacy and tolerability of risperidone, yokukansan, and fluvoxamine for the treatment of behavioral and psychological symptoms of dementia: a blinded, randomized trial. *J Clin Psychopharmacol* 33: 600-607, 2013

(23) 新井平伊「アルツハイマー病の治療」『精神科治療学』二五巻増刊号、一〇―一三頁、二〇一〇年

(24) 本間昭「アルツハイマー病の薬物療法の現状」『日本老年医学会雑誌』四九巻、四三一―四三六頁、二〇一二年

第7章

(25) 朝田隆「『レビー小体型認知症の臨床』書評」(http://www.igaku-shoin.co.jp/bookDetail.do?book=81185)

あとがき

私は本書を、認知症診療のあり方を根本的に問い直したいと思って書きました。

あるとき、認知症の人を多くみてきた介護の専門職の人から言われたことがあります。

「認知症の本には必ず、認知症の症状が出たら早めに専門家に相談するよう書いてある。でも、本当にそれが正しいのですか。私が連れて行った病院の医師は、ろくに話も聞かないで日付や記憶の質問と画像の検査をして、アルツハイマーだから薬を出しましょうと言った。そばでショックを受けている本人には話も説明もしない。ショックを受けていることにも気づいていない。こんな医者に大事な人を託せますか。認知症の人だってプライドがあるし、自分がどう思われているかについては普通の人以上に敏感です。そんなことも知らないで、薬だけ出して専門家ですか。早く相談したら幸せになれるのでしょうか」

私は返す言葉がありませんでした。私自身が自戒すべきことを含め、現在の認知症診療の欠けている点をことごとく言い当てられたからです。

本書は、その人が挙げたような種類の「認知症の本」ではなく、問いかけられた内容に答えられる「認知症の本」にしたつもりです。

私は医師になってこれまでの一八年間、精神科の高齢者を中心に診てきました。専門として高齢者を選んだ大きな理由の一つは、ひどい治療の現実を多くみて、医療の「谷間」だと感じ、その力になりたいと思ったからです。もう歳だからと真っ当な評価もされず十分な治療もされない人たち、訴えを認知症だからとまともに取り合われず放置されたり施設入所を促されたりする人たち、逆に、若年成人と同じような薬物を処方されて過剰投与となり、肺炎やせん妄といった重篤な副作用が出現した人たち——そこには、本人の心情と訴えを高齢だからという理由で真摯に聴き遂げられない診療と、高齢者に対する適切な薬物療法を知らないまま薬物に頼ってしまう医療という大きな問題がありました。この一〇年、高齢者医療への注目度は確実に高まり、以前のような問題は少なくなりました。しかし、本書第7章で述べたように、認知症臨床はその「谷間」に取り残されたままのようにみえます。

認知症に携わる専門職の意識が根本的に変わらないと現状は変わりません。とくに、良くも悪しくもプライドが強固な傾向のある医師の認識がカギです。研究者はさておき、臨床を行う者なら、超高齢社会を踏まえ意識を変えなくていいわけがありません。次いで、認識や発想に乏しいメディアも同様です。医療界の見方とメディアが変われば、一般の人々の見方と気持ちもきっと変わるでしょう。

よい変化は、徐々にですが見えてきています。一般医家向けの雑誌『日経メディカル』（日経BP社）は本年二月号で「認知症は病気じゃない」という特集を組みました。「認知症は従来型の医療で対応できるような病気ではない」「患者の〝個性〟と捉えて本人の生活を支える視点が重要だ」――治療とか予防を訴えるメディアばかりのなかで、この慧眼はメディアの良心ともいうべきものです。

これまで癌患者の疼痛管理が主たる内容であった「緩和ケア」の領域でも、意識が変わりつつあります。先進国の間では、すでにその主な対象は癌ではなく認知症になっているといいます。本人への心理的支援をしながら、生活の質の向上を目指すのが目的というのです。「認知症患者は意思決定ができない」「病識がない」という決めつけが多い日本は大きく取り残されていますが、今後国内の認識も必然的に変わらざるを得ないでしょう。「治すのではなく、張り合いのある生活を」という本書の主張は、高齢化に対応する世界の流れに沿っていると信じます（このテーマについては、国立がん研究センター東病院臨床開発センター精神腫瘍学開発分野・小川朝生氏の総説「精神科医療と緩和ケア—認知症の緩和ケアを考える」『精神医学』五六巻、一一三一—一一二二頁、二〇一四年に詳しく述べられています）。

高齢者と認知症を考えるとき、忘れられない映像があります。一九八二年のテレビドラマ『ながらえば』（NHK、山田太一原作）と二〇一二年の映画『わが母の記』（原田眞人監督）です。

『ながらえば』は、息子の転勤のために、寝たきりで入院中の妻を残して遠隔地に転居することになった故・笠智衆さん演じる高齢男性が主人公です。転居した翌々日、彼は一人で妻のもとへ戻ろうと電車で出かけて行方不明となり、息子たちを慌てさせます。電車賃が足らず途中で電車を降ろされながらも、ようやく妻のもとに着いた男性は、妻に背を向けたまま涙ながらに語りかけます。

「いたい。わしは、お前とおりたい。——おりたい」

父のためとも考え、転居をさせた息子たちの選択は正しかったのか。父母の気持ちを本当に考えていたのか。高齢者に向かい合うとはどういうことなのか。三〇年以上前の山田太一の脚本は、いまでも強く私たちに問いかけてきます。

一昨年に多くの賞をとった『わが母の記』は、井上靖の自伝的小説の映画化で、アルツハイマー病の女性とその息子の人生を描いています。樹木希林さんが、認知症が始まり進行していくさまを見事に演じました。女性は徐々に認知症の行動心理症状（ＢＰＳＤ）を呈するようになり、息子（役所広司さん）や娘たち（南果歩さんら）は対処に困って、どうやってその行動を抑えたらいいかとあれこれ話し合います。そのとき、聞いていた孫娘（宮﨑あおいさん）が怒って声をあげます。

「みんな、おばあちゃんの気持ちになってないじゃないの……だからおばあちゃんの心をこじらせてしまうのよ」

この叫びは、認知症にかかわる私たちがつねに心のなかで反芻すべき大切な言葉だと思います。

本書は、『こころの科学』誌（日本評論社）に掲載した「認知症治療　薬の前にすべきこと」（一六九号、一一―一七頁、二〇一三年）と、同誌増刊の「『治さなくてよい』認知症治療―くすりより生活の張り合いを」（井原裕、松本俊彦、よくしゃべる精神科医の会編『くすりにたよらない精神医学』一〇六―一一〇頁、二〇一三年）、『精神科治療学』（星和書店）に掲載した「認知症の早期発見と抗認知症薬の意義―薬物より自己肯定感回復の対応を」（二八巻、一四四七―一四五二頁、二〇一三年）の三つの拙文をもとに、大幅に加筆・修正したものです。本書の執筆にあたり、『こころの科学』編集部の植松由記さんと小川敏明さんには多くの示唆をいただきました。

認知症診療のあり方が認知症の人々にとって少しでも好ましい方向へ向かう、そのきっかけに本書がなれることを切に祈ります。

二〇一四年三月

上田　諭

●著者略歴―――――

上田　諭（うえだ・さとし）

京都府生まれ。関西学院大学社会学部卒業。新聞社勤務（記者）。1990年、新聞社を退社し、北海道大学医学部入学。1996年に卒業後、東京医科歯科大学附属病院神経科精神科、東京都多摩老人医療センター（現・多摩北部医療センター）内科および精神科、東京武蔵野病院精神科、東京都老人医療センター（現・東京都健康長寿医療センター）精神科に勤務。2007年、米国デューク大学メディカルセンターで電気けいれん療法（ECT）の研修を修了。同年、日本医科大学（東京都文京区）精神神経科助教、2011年より講師。「高齢者こころ外来」のほか、身体各科の入院病棟での精神症状に対する診療（リエゾン精神医学）を担当する。2017年より、東京医療学院大学保健医療学部リハビリテーション学科教授。また週１回、北辰病院（埼玉県越谷市）でも高齢者専門外来を受け持つ。

専門は、老年期精神医学、コンサルテーション・リエゾン精神医学、電気けいれん療法。

著書に『不幸な認知症 幸せな認知症』（マガジンハウス、2014）、訳書に『精神病性うつ病―病態の見立てと治療』（星和書店、2013）、『パルス波ECTハンドブック』（医学書院、2012）などがある。

治《なお》さなくてよい認知症《にんちしょう》

2014年４月30日　第１版第１刷発行
2018年10月31日　第１版第８刷発行

著　者――上田　諭
発行者――串崎　浩
発行所――株式会社日本評論社
〒170-8474 東京都豊島区南大塚3-12-4
電話 03-3987-8621(販売) -8598(編集) 振替 00100-3-16
印刷所――港北出版印刷株式会社
製本所――株式会社難波製本
装　幀――図工ファイブ
検印省略
© Satoshi Ueda 2014
ISBN978-4-535-98407-3　Printed in Japan

JCOPY <(社)出版者著作権管理機構 委託出版物>
本書の無断複写は著作権法上での例外を除き禁じられています。複写される場合は、そのつど事前に、(社)出版者著作権管理機構（電話03-3513-6969、FAX03-3513-6979、e-mail: info@jcopy.or.jp）の許諾を得てください。
また、本書を代行業者等の第三者に依頼してスキャニング等の行為によりデジタル化することは、個人の家庭内の利用であっても、一切認められておりません。

こころの科学
HUMAN MIND
SPECIAL ISSUE

認知症によりそう

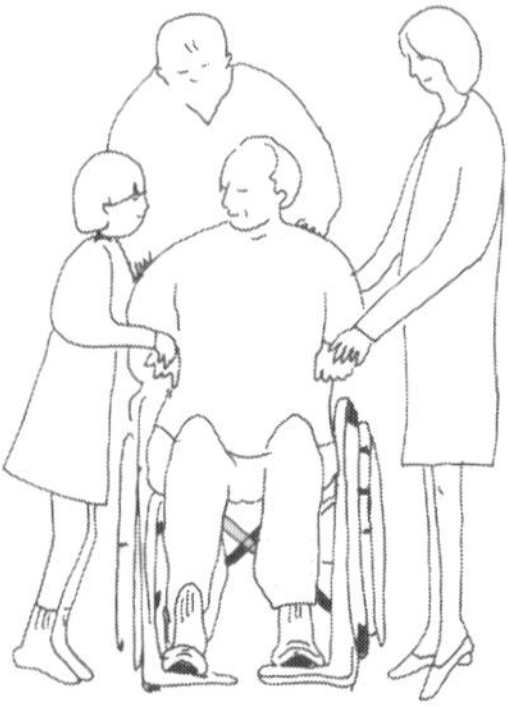

「治す」から「あるがまま」へ

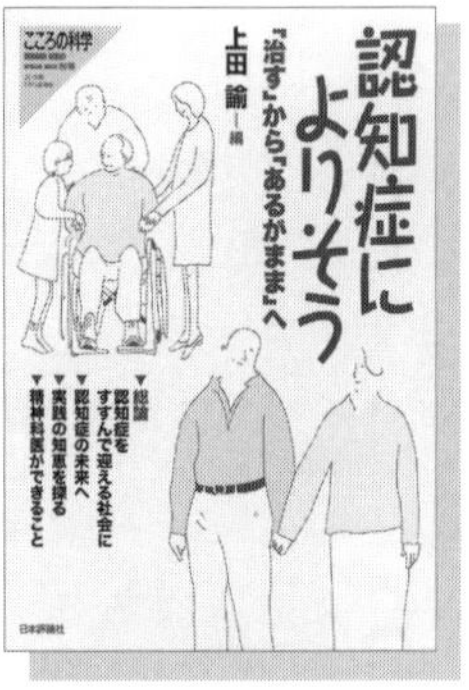

上田 諭／編

認知症を治すことはできない。
けれど、やれることはある。
当事者・家族から
実践家・援助職・医師まで
本人本位の知恵を紹介する。

content

- **総論 認知症をすすんで迎える社会に**
  ——否定的な視点を変える…上田 諭
- **認知症の未来へ**
- **実践の知恵を探る**
- **精神科医ができること**

好評発売中

本体 **1,600** 円+税 B5判

日本評論社
https://www.nippyo.co.jp/